DE LA

MYOCARDITE PUERPÉRALE

COMME CAUSE LA PLUS FRÉQUENTE

DE

MORTS SUBITES APRÈS L'ACCOUCHEMENT

PAR

MAURICE COSTE,

Docteur en médecine de la Faculté de Paris,
Chef interne de l'Hôtel-Dieu de Marseille,
Ancien chef interne de l'hôpital de la Conception et ancien interne des hôpitaux,
Lauréat de l'Ecole de Médecine,
Deux médailles d'argent des hôpitaux (choléra 1865 et 66),
Récompense ministérielle (choléra 1865).

PARIS

LIBRAIRIE J.-B. BAILLIÈRE ET FILS

19, rue Hautefeuille, près du boulevard St-Germain

1876

DE LA

MYOCARDITE PUERPÉRALE

COMME CAUSE LA PLUS FRÉQUENTE DE MORTS SUBITES

APRÈS L'ACCOUCHEMENT.

> « Ce qu'on peut reprocher à un tel détail, c'est qu'il
> ne renferme que des objets qui sont très-cachés ; il
> n'y a que la mort qui puisse lever le rideau qui les
> couvre. » (Sénac, Traité de la struct. et des maladies
> du cœur, chap. Inflammations).

HISTORIQUE.

La mort subite (1) après la gestation était connue des anciens accoucheurs, tels que : Mauriceau (2), Peu (3), Delamotte (4), mais le premier travail sur ce sujet, dû à Ram-

(1) La mort subite est la cessation soudaine ou très-rapide de la vie, par suite de causes internes ou pathologiques, en dehors de toute action mécanique ou toxique, survenant inopinément chez une personne qui paraissait en bonne santé, ou dont l'état de maladie ne faisait pas actuellement prévoir une issue fatale. »

G. Tourdes, article *Mort*. Dict. enc. des sc. méd., t. IX, 2e série.

(2) Mauriceau, Traité des mal. des femmes et de celles qui sont accouchées Paris 1668-94.

(3) Peu, La Pratique des accouchements, Paris, 1694.

(4) Delamotte, Traité des accouch. naturels, non naturels et contre nature Paris, 1715.

bostham (1), ne parut qu'en 1814. Cet auteur attribue la mort subite, surtout à la commotion morale. En 1849, Meigs (2) publiait un mémoire « sur la mort subite par concrétion cardiaque. » Mac Cormack (3), en 1860, attribuait la mort « à l'absorption de l'air par les veines utérines. » En 1852, Mac Clintock (4), dans un excellent mémoire, admet, puis rejette cette cause. Hecker (5), en 1855, attribuait la mort « à l'oblitération de l'artère pulmonaire. » 1858 voyait paraître le mémoire de Moynier (6) et la thèse de Mordret (7), qui ne sont que des œuvres de compilations. En 1863, apparaît un nouveau travail « sur l'introduction de l'air par les veines utérines, « dû à Olshausen (8). M. Hervieux (9), qui déjà en 1864 et en 1868 avait publié deux articles sur la mort subite après l'accouchement, consacre, en 1870, dans son traité sur les maladies puerpérales, un long chapitre à cette question. Il attribue la mort à une lésion soit du système circulatoire, soit du système respiratoire, soit du système nerveux, mais surtout à l'empoisonnement puerpéral. La même année, M. Challier de Grandchamps (10) attribue la mort subite après l'accouchement, «à des causes générales préexis.

(1) Rambostham. In London med. Repository, an. 1814.

(2) Meigs. In Philadelphia medical examiner, an. 1850.

(3) Mac Cormack. In Provincial med. and sug. Journal, an. 1850.

(4) Mac Clintock. In Dublin medical Press. an. 1852.

(5) Hecker. In Deutsche Klinik. an 1855.

(6) Moynier, De la mort subite chez les femmes enceintes et récemment accouchées. Mém. Acad. de méd., t. XXII.

(7) Mordret, De la mort subite dans l'état puerpéral, thèse Paris. 1858.

(8) Olshausen, Monatsch. für Gebur., t. XXVIII.

(9) Hervieux. Quelques cas de morts subites dans l'état puerp., Gaz. des hôp. an. 1864. — Quelques nouveaux cas de morts subites dans l'état puerp. Gaz, des hôp., an. 1868.— Traité clin. et prat. des malad. puerp., suites de couches Paris, 1870.

(10) Challier de Grandchamps. Études sur les causes des morts sub. après l'accouchement, thèse Paris, 1870.

tantes, consistant, le plus souvent, dans une altération du sang. » En 1873, « là mort subite, pour M. Lamy (1), est due, le plus souvent, à une altération du sang ou à une affection organique s'aggravant par le fait de la parturition, ou d'une susceptibilité nerveuse. » En 1875, M. Meritan (2) admet, pour la mort subite, les mêmes causes que M. Hervieux.

ÉTIOLOGIE

D'après les titres de tous les ouvrages cités plus haut, ou voit que la mort subite après l'accouchement est attribuée par les auteurs à des causes diverses. Le nombre de ces causes augmente encore, si on tient compte des observations relatées dans les mémoires, les recueils périodiques, ou les discussions des sociétés savantes. Aussi, pour mettre un peu d'ordre dans la question, je classerai dans un même paragraphe les morts subites attribuées à la lésion d'un même système, d'où 1° morts subites par lésion du système circulatoire; 2° morts subites par lésion du système respiratoire; 3° morts subites par lésion du système nerveux. Dans un 4e paragraphe, je réunirai les cas de morts attribuées à la syncope et à l'empoisonnement puerpéral. Enfin, dans le 5°, je tâcherai de démontrer, avec des observations à l'appui, que la mort subite après l'accouchement est presque toujours due, sinon toujours, à une lésion du myocarde.

Morts subites par lésion du système circulatoire.

Lésion du cœur. — Chez une femme morte subitement, Dubois (3) trouva un épanchement dans les plèvres et un rétrécsseiment de l'orifice mitral pouvant à peine admettre l'ex-

(1) Lamy. De la mort subite des femmes en couches, thèse, Paris, 1873.

(2) Meritan. Recherches sur les causes de morts sub. dans l'état puer.d suites de couches, thèse Montp., 1875.

(3) Dubois, cité par Moynier.

trémité du doigt. Dans le fait de Mac Corvan (1), c'était l'orifice aortique qui était ainsi rétréci. Il y avait, de plus, une hépatisation des poumons et une adhérence des deux plèvres. Corvisart (2) trouva, chez une accouchée, une pleuro-pneumonie et une péricardite purulente. C'est aussi une pleuro-pneumonie et une péricardite qui firent mourir la malade de Rambostham. M. Hervieux, outre une pleuro-pneumonie et une adhérence du péricarde, trouva, chez une femme, des abcès dans la rate et les ligaments larges. M. le professeur Depaul (3) a observé un cas de mort subite à la suite de la rupture d'un kyste hydatique de la cloison. Trois cas de rupture du cœur, l'un de Daynau (4), l'autre de Mac Nichol (5), le troisième de Mac Clintock, sont dus à la dégénérescence graisseuse de cet organe. Spiegelberg (6) a vu une rupture du cœur à la suite d'une myocardite aiguë, et Sympson (7), dans un cas de mort subite, a constaté un ramollissement de tout le tissu cardiaque.

La péricardite et la pleurésie peuvent occasionner la mort subite, cependant les désordres multiples trouvés à l'autopsie, dans les premières observations, font supposer que la mort a plutôt été rapide que subite. Le cas de M. le professeur Depaul est une exception curieuse, et il est à regretter que, dans les trois premières observations de rupture du cœur, et dans le fait de Sympson, l'examen microscopique n'ait pas été fait. Je me contenterai, pour le moment, de faire observer que la seule lésion trouvée, à l'autopsie, a été, dans

(1) Mac Corvan, cité par Mac Clintock.

(2) Corvisart. Essai sur les mal. et lés. organ. du cœur et des gros vaisseaux Paris, 1813.

(3) Depaul. Bull. de la Soc. de chirurgie, sc. 7 janvier 1853.

(4) Daynau, Bull. de la Soc. de chirurgie, sc. 7 janvier 1853.

(5) Mac Nicholl. The Lancet, an. 1852.

(6) Spiegelber. Monatsch. für Gebur., t. XXVIII.

(7) Sympson, M. F. G. an. 1858.

ces trois cas, une dégénérescence du cœur, et que, dans une lésion des orifices, la mort subite n'arrive que par suite de la dégénérescence granulo-graisseuse de la fibre cardiaque (1).

Hémorrhagies. — Mme Lachapelle (2) voit, aussitôt après l'accouchement, une femme mourir d'hémorrhagie par suite d'inertie utérine. Dubois (3) raconte un fait semblable. Besnier (4) cite un cas de mort par hémorrhagie due à une délivrance tardive. Quesnel (5) vit une femme succomber à la suite d'une hémorrhagie produite par une large déchirure de l'anneau vulvaire et du périnée. Johnson (6) rapporte un cas d'hémorrhagie mortelle, après l'accouchement, déterminé par la rupture d'un anévrysme variqueux de la substance utérine. Enfin M. Matice (7) a observé un cas de mort subite, par hémorrhagie, survenu tout de suite après un avortement de six mois chez une femme qui s'était empoisonnée par le phosphore.

Dans la plupart de ces observations, la mort a été précédée de syncopes longues et plus ou moins fréquentes, ainsi qu'il arrive lorsqu'on a affaire à de fortes hémorrhagies. Ce sont donc là, pour la plupart, plutôt des cas de morts rapides que de morts subites. Il faut, cependant, en excepter, au moins, le fait du docteur Matice (je ferai seulement observer, en passant, qu'à l'autopsie, on trouva les lésions habituelles de l'empoisonnement par le phosphore, c'est-à-dire la dégénérescence graisseuse du foie, des reins et du cœur), puis le

(1) Ch. Mauriac. De la mort sub. par insuf. des valv. sygm. de l'aorte, thèse, Paris, 1860 et Peter, Cliniq. Saint-Ant., t. I.

(2) Mme Lachapelle, Mémoires publ. par Ant. Dugès, Paris, 1821.

(3) Dubois, cité par Mordret.

(4) Besnier. Obs. sur quelques cas laborieux, Arch. de méd., an. 1836.

(5) Quesnel. Dissertation sur les hémorrh. utérines, thèse, Paris, 1835.

(6) Johnson. Dublin, Quat. Journal, an. 1851.

(7) Matice, cité par Challier.

fait de Dubois. Ici, vu l'abondance de l'hémorrhagie, « le sang sortait à flots par les parties génitales, » la mort a été presque instantanée, ainsi qu'il arrive dans ces grandes hémorrhagies internes produites par la rupture d'un vaisseau de fort calibre, et où le torrent circulatoire se met à sec à l'instant, comme dans le fait suivant que j'ai observé.

Obs. I. — Une multipare était accouchée depuis quelques jours, à la Maternité de Marseille et n'avait présenté jusque là rien d'anormal, comme suites de couches, lorsqu'on la vit tout à coup s'affaisser, pâlir considérablement et l'éteindre aussitôt.

A l'autopsie, faite 24 heures après, je trouvais ce qui suit. Cerveau et méninges anémiés. Adhérences anciennes du tiers supérieur du poumon avec la plèvre costale correspondante. Presque tout le poumon gauche est rouge, dense, non crépitant. Au milieu de cette hépatisation on trouve des noyaux caséeux de la grosseur d'un pois à celui d'une noisette. Quelques-uns de ces noyaux caséeux se voient aussi, dans le sommet du poumon droit. Cœur flasque, décoloré, exsangue. L'abdomen contient une assez grande quantité de liquide sanguinolent, colorant en rouge tous les organes abdominaux qu'il baigne. Quelques caillots, assez volumineux, reposent dans les fosses iliaques et le bassin.

D'autres, beaucoup plus petits, flottent dans le liquide. Enfin, toute l'arrière cavité des épiploons est remplie par un énorme caillot, brun non organisé. Le foie et la rate sont seulement décolorés. La veine cave et la veine porte, privées de sang, n'offrent à l'examen, aucune solution de continuité. L'aorte abdominale et les branches qui en émergent sont saines aussi. Seules, les branches du tronc cœliaque et surtout la splénique, présentent jusqu'aux points où il m'a été possible de les suivre, une coloration rosée de la tunique interne, coloration que le lavage n'a pas pu faire disparaître. De plus, au niveau de la queue du pancréas, j'ai trouvé une perforation de l'artère splénique de la grosseur d'une lentille et c'est par elle qu'avait eu lieu l'hémorrhagie.

Les morts subites par hémorrhagie du pancréas, bien que très-rares, ont cependant été observées. Zenker de Tubinge (1) vient de relater trois faits de ce genre.

Thrombose de l'artère pulmonaire. — La thrombose de l'artère

(1) Zenker, Tageblet. des 47ᶜ Vers. deutsch. Naturforsch., Breslau, 1874.

pulmonaire a aussi été donnée comme cause de mort subite après l'accouchement. Mais, si on analyse encore les faits, on voit que, dans la plupart, la mort a été précédée de syncopes longues et répétées. « Ceux qui ont lu, dit Trousseau (1), l'admirable chapitre de Cullen sur la syncope, et qui se rappellent que l'auteur anglais admettait une syncope pulmonaire et une syncope cardiaque, auront pu être conduits à penser que la mort subite, précédée de dyspnée extrême, avait son siége dans les poumons. » Ce sont donc plutôt des cas de morts rapides que de morts subites. On peut cependant considérer les faits suivants, comme des cas de morts subites.

Dionis (2) cite le fait d'une femme qui, à la suite d'un accouchement heureux, mourut subitement, et chez laquelle on trouva les ventricules du cœur remplis par des corps étrangers, nommés polypes, si gros qu'ils empêchaient le sang d'entrer dans le cœur. Mac Clintock, après un cas de mort subite, trouva une oblitération de l'artère pulmonaire par des concrétions sanguines. De plus, le cœur était mince et pâle, surtout le ventricule droit. M. Hervieux cite un fait semblable, mais ne parle pas de l'état du cœur. M. le professeur Gosselin (3), chez une femme morte de syncope, trouva du sang coagulé dans les artères pulmonaires. Prestat (4), chez une accouchée qui mourut subitement pendant qu'elle s'habillait, trouva toutes les artères pulmonaires remplies par un caillot noirâtre, consistant, mais non adhérent. Hawer (5) a observé les deux faits suivants : « Une femme était accouchée heureusement. Le 12e jour, elle sortait. En s'habillant,

---

(1) Trousseau. Cliniq. t. III, chap. III.
(2) Dionis. Dissertation sur les morts subites, Paris, 1718.
(3) Cité par Moynier.
(4) Hardy. Recherches sur les conc. sang. formées pendant la vie, dans le cœur et les gros vaiss., thèse conc., 1838.
(5) Hawer Medical Times and Gazette, 1852.

elle tombe sur son lit, prononce quelques faibles paroles, se couche sur le dos et meurt. A l'autopsie, il trouve des caillots dans le cœur, et d'autres adhérents dans l'artère pulmonaire, jusque dans les ramifications bronchiques. Le cœur était pâle et mince, surtout le ventricule droit. Dans un autre cas, au huitième jour de couche, une femme éprouve des douleurs dans la jambe. Dans le même jour, elle pâlit et dit : « Je meurs. » Pouls petit, face pâle, respiration difficile. Mort trente-cinq minutes après. Caillot ferme et non adhérent dans l'artère pulmonaire. Tissu musculaire du cœur pâle et mince, surtout celui du ventricule droit. » C'est là plutôt un cas de mort rapide que de mort subite, puisque la femme n'a succombé qu'au bout de trois quarts d'heure. C'est pour ce motif que je ne cite aucun des faits relatés par Hecker dans son mémoire sur la mort subite par oblitération de l'artère pulmonaire. Parmi tous ces faits, le cas de mort le plus rapide ne survint, comme dans le précédent, qu'au bout de trois quarts d'heure. C'est pour le même motif aussi que je ne parle point de l'embolie pulmonaire comme cause de mort subite après l'accouchement. Les faits cités par MM. Charcot et Ball (1), à l'appui de cette thèse, ne sont que des cas de morts plus ou moins rapides. Ce qui n'entre pas dans mon sujet, ainsi que je l'ai déjà dit.

On pourrait cependant, peut-être, faire entrer dans cette catégorie l'observation suivante d'Hoogevez (2), bien qu'il ait décrit assez incomplètement l'état du caillot. « Trois jours après l'accouchement, dit cet auteur, survint, chez une femme, une phébite dans le membre inférieur gauche, qui céda à un traitement approprié. Pendant la convalescence, cette femme pousse un cri, tombe et expire. A l'autopsie,

---

(1) Charcot et Ball. Sur la mort subite dans la phegm. « alba dolens ». Gaz. hebd. de med. et de chir., an. 1858.

(2) Hoogevez. Preussische Vereinzertung, an. 1852.

caillot dans les veines crurales et iliaques. Coagulum semblable dans l'artère pulmonaire, jusque dans ses plus petites ramifications. » M. Hervieux, à la suite d'une phlébite utérine avec gangrène de la vulve et de la peau de l'abdomen, trouva une oblitération des cavités du cœur, de l'artère pulmonaire et de l'aorte. Enfin M. Lamy, sur une femme morte subitement, quatre jours après ses couches, trouva un énorme caillot fibrineux dans le ventricule droit et l'artère pulmonaire.

La cause de la thrombose serait, d'après M. le professeur Gosselin, une syncope. C'est aussi l'opinion de Meig; seulement, pour lui, la cause première de la formation du caillot serait les grandes hémorrhagies, et la syncope ne ferait que compléter le caillot. M. Hervieux regarde la syncope comme cause de la thrombose, mais il y joint les modifications que subit le sang pendant la grossesse, et surtout par suite de l'infection puerpérale. Sympson (1) partage les mêmes opinions. Il reconnaît, en outre, comme causes occasionnelles : la fièvre, les impressions de froid, les écarts de régime, la suppression des lochies, etc. Paget (2) admet l'altération du sang, de plus, les maladies du poumon, l'inflammation et les affections de l'artère pulmonaire. D'après M. Jacquemet (3), il y aurait dans l'état puerpéral une altération particulière du sang qui prédisposerait à sa coagulation spontanée dans l'artère pulmonaire. Playfair (4), enfin, veut que la thrombose de l'artère pulmonaire, qu'il considère comme une affection primitive, analogue à la phlegmatia, soit produite par l'état

(1) Sympson. Clinique obstetric. et gynec., trad. par Chantreuil.

(2) Paget. London medic. chirur. Transactions, vol. XXVII et XXVIII.

(3) Jacquemet. Mécan. de la mort dans les cas d'embol. pulm. Congrès méd. de France. an. 1864.

(4) Playfair. Transactions of the obstetrial of London, vol. XVI.

puerpéral, qui réunit à lui seul, d'après cet auteur, toutes les autres causes de coagulation du sang.

Je ne discuterai point l'opinion de Virchow (1) et de ses partisans qui considèrent la coagulation du sang dans le cœur droit et les artères pulmonaires comme une impossibilité physiologique et mécanique, à cause des battements du ventricule qui en empêche la stagnation, cause première de la thrombose. Je me contenterai des opinions suivantes. Sympson était porté à admettre que la mort subite, à la suite de la thrombose pulmonaire, était peut-être due à l'anémie du cœur. Paget attribue quelquefois cette obstruction à une maladie du cœur gauche.

Pour M. Peter la thrombose est encore un accident possible des affections cardiaques. « On l'observe, dit-il, à la période de cachexie, par le fait même de cette cachexie et en vertu de l'altération du sang d'une part et des conditions anatomiques adjuvantes d'autre part. » D'après M. Lancereaux (2), « quand le thrombus pulmonaire n'est pas le résultat d'un obstacle circulatoire dû à une compression de l'artère pulmonaire, il coexiste, généralement, avec une dégénérescence du [cœur.

Enfin, M. le professeur Vulpian disait, en 1874, dans son cours de la Faculté : « Les conditions de formation des concrétions sanguines dans le cœur et les vaisseaux, pendant la vie, sont : 1° l'arrêt ou le ralentissement de la circulation ; 2° l'affaiblissement ou la cessation de l'influence qu'exercent sur le sang les parois des vaisseaux et du cœur. Telles sont les deux seules conditions qui ont un effet certain sur la coagulation du sang. La seconde est la plus importante ; l'autre n'est en général qu'une cause adjuvante. Le ralentissement du mouvement du sang se produit dans les cas d'affaiblis-

(1) Virchow. Path. cellul., trad. Picard.
(2) Lancereaux. Bull. soc. de Biol, 1860. — Atlas d'anat. path., art. thromb.

sement des contractions cardiaques. Cet affaiblissement tient ordinairement à une altération plus ou moins profonde des parois du cœur, comme dans les cas d'atrophie graisseuse de causes diverses. Il se montre encore dans ces cas si fréquents d'altérations particulières des fibres cardiaques, qu'on observe dans les maladies de longue durée ; le cœur est alors mou, flasque, décoloré, et présente une teinte caractéristique, la teinte feuille-morte. Un fait analogue peut être produit dans certaines altérations musculaires du myocarde qu'on observe dans quelques cas de fièvre thyphoïde. Cet état du cœur, en affaiblissant, dans la fièvre thyphoïde, les mouvements de l'organe, favorise la formation de coagulations dans les vaisseaux des poumons et dans ceux de la circulation générale. »

Outre l'opinion des auteurs que je viens de citer, ce qui me porte encore à admettre la dégénérescence du myocarde, comme cause de thrombose pulmonaire, ce sont les raisons suivantes : 1° Sur dix cas de thrombose, trois fois on a constaté une dégénérescence des fibres du cœur ; 2° la myocardite, comme je tâcherai de le démontrer par la suite, est assez fréquente, soit pendant la gestation, soit pendant l'état puerpéral ; 3° dans le seul fait où j'ai trouvé un caillot dans l'artère pulmonaire (obs. 7), il existait une myocardite des mieux caractérisées ; 4° dans un fait de mort subite que je demanderai la permission de rapporter, fait étranger, il est vrai, aux suites de couches, mais qui se rapproche des maladies infectieuses outre un caillot qui remplissait toutes les ramifications de l'artère pulmonaire, il y avait aussi un commencement de myocardite.

Obs. II. — Le nommé Jacques B..., 49 ans, chauffeur, entre le soir du 30 janvier 1876, à l'Hôtel Dieu, service de M. le professeur Chapplain. Cet homme, en état d'ivresse, venait de faire une chute d'un deuxième étage. Il présentait une fracture de la cuisse droite et une fracture comminutive de la jambe gauche avec esquilles, saillie des fragments, hémorrhagie abondante. Le 31, il est pris, le matin, d'un frisson intense. Le 1ᵉʳ février, nouveau frisson, le malade a déliré la nuit. Les bords de la plaie sont rouge violacé, dans une certaine étendue. Le 2, petits frissons. La rougeur s'étend sur la jambe et la partie interne de la cuisse. Le soir la rougeur s'est encore étendue. Le 3, à 5 heures du matin le blessé demande à boire. A 6 heures on le trouve mort dans son lit.

Autopsie faite 30 heures après. Je ne parlerai pas des deux fractures, mais seulement des lésions trouvées dans le système circulatoire. Cailllot brun, non organisé, non adhérent et filiforme dans la saphène. Caillot fibrineux organisé dans le ventricule droit s'étendant jusque dans les plus petites ramifications bronchiques. Cœur flasque, légèrement couleur feuille morte, mieux marquée au niveau des piliers. Rien au péricarde, rien à l'endocarde.

Examen microscopique : Dégénérescence granuleuse des fibres cardiaques surtout marquée dans l'épaisseur des piliers. Néoplasme intra-fibrillaire peu abondant.

Présence de l'air dans le cœur et les gros vaisseaux. — Mᵐᵉ Lachapelle, chez une femme morte une heure après sa délivrance, ne trouva rien pour expliquer la mort. Dugès l'attribue à l'introduction de l'air dans les veines iliaques par les sinus utérins très-développés. Baudelocque (1) cite deux cas de mort subite par la présence de gaz dans le cœur et les gros vaisseaux. Il y avait eu, avant la mort, de grandes hémorrhagies. Lionnet (2) a observé le fait suivant : « Une femme venait d'accoucher depuis cinq heures, lorsqu'elle se plaint d'étouffer. *De l'air, de l'air,* s'écrie-t-elle, *ou je vais mourir.* A l'autopsie on trouve *quelques bulles d'air dans le cœur et les veines cérébrales.* » J. Bessens (3) perd une femme à la suite d'une injection d'eau chlorurée dans l'utérus. A l'autopsie on trouve une grande quantité de gaz dans le cœur, les veines caves et les différentes veines qui vont au cœur. Cette femme avait eu des hémorrhagies pendant plusieurs jours, et c'est pour les

(1) Baudelocque. Acad. de méd., sc. du 28 mai 1839.
(2) Lionnet. Journ. de chirurgie de Malgaigne, 1845.
(3) J. Bessens. An. de la Soc. méd. d'Anvers, 1849.

arrêter qu'il avait fait l'injection. Olshausen et Litzmann (1) citent des faits semblables. Mac Cormack, dans son mémoire, rapporte sept cas de morts subites survenues peu après l'accouchement. Dans les six premiers la présence de l'air dans les veines fut démontrée à l'autopsie. Dans le septième, le placenta s'était putréfié dans l'utérus. Sympson (2) à la suite d'hémorrhagies produites par l'inertie de l'utérus perd une accouchée. Il attribue la mort à l'entrée de l'air par les veines utérines. Leven (3) perd trois femmes et « constate de l'air dans les veines de l'utérus et des autres organes. » Il y avait eu aussi des hémorrhagies. Berry (4) (de Birmingham) fait l'autopsie d'une accouchée et trouve, 50 *heures après la mort*, de l'air dans le cœur et les veines utérines. Smith (5) (de Whitchurch), après un cas de mort subite, trouve le ventricule droit distendu par des gaz qui s'en échappent avec bruit et le cœur s'affaisse. Dans un autre cas, Walford (6) trouva du sang écumeux dans le foie, la veine cave inférieure et la veine porte.

Ces cas de morts subites attribuées à la présence des gaz dans le cœur et les gros vaisseaux, opinion généralement admise, il y a quelques années, et qui l'est encore aujourd'hui par MM. Carl Schröder (7) et Hervieux, devinrent plus rares par la suite.

On ne trouve plus que le fait suivant relaté par M. Hervieux :

« Une femme, au 102e jours de couche, après une hémorrhagie de 750 gr. est prise, à la suite d'une querelle insigni-

(1) Litzmann. Arch. für Gynœc., vol. III.
(2) Edinburg Monthly Journal of medic, science, an. 1849.
(3) Bristih Medical Journal, an 1857.
(4) —   —
(5)   Id.
(6)   Id.
(7) Carl Schröder. Manuel d'accouch., trad. A. Charpentier.

fiante, d'un accès de fureur désordonnée qui dure plusieurs heures et meurt subitement. A l'autopsie, il trouva une grande quantité de gaz dans le cœur et les gros vaisseaux. »

Pour expliquer la présence des gaz dans le cœur et les gros vaisseaux, Boyer (1), Barry (2), Berolle (3), Amussat (4), Vasseur (5), Legallois père et fils (6), Bessens, Mac Cormack, Longet (7), Olshausen, Sympson, Carl Schröder et Couty (8), les font pénétrer par les veines utérines. Sympson donne même comme signe de l'entrée de l'air « l'apparition d'une rougeur scarlatiniforme », produite par le mélange de l'air avec le sang dans les capillaires. Varren (de Boston) (9), renchérissant sur cette description, raconte comme il suit, chez une accouchée, la période écoulée entre l'introduction de l'air et la mort. « La couleur livide des joues fit place à une suffusion d'un rouge vermillon, et l'éclat de la joue d'une jeune beauté ne fit jamais tant de plaisir à voir que cette rose fraîcheur. Mais cela ne dura qu'un instant. » Voici l'explication que donne Schrôder de l'entrée de l'air par les veines utérines.

« Lorsque l'on fait des opérations et même par le simple toucher l'air peut pénétrer dans le vagin et l'utérus. Cela se

(1) Boyer. Anat. t. IV, an. 1809.

(2) Barry. Dissert. sur le passage du sang à travers le cœur, thèse, Paris, 1827.

(3) Berolle. Sur un nouv. genre de pneumatose se développant à la suite d'hém. abondante, thèse Paris, 1832.

(4) Amussat. Recherches sur l'introd. de l'air dans les veines, Paris, 1839.

(5) Vasseur, sc. du com. méd. de l'Assoc. protest. de prévoy. Paris, 1839.

(6) Legallois, clinique des hôp., t. II. — Journal de chir. de Malgaigne, t. III, an. 1845.

(7) Longet. Physiol., t. II, édit. 1869.

(8) Couty. Étude expérim. sur l'entrée de l'air dans les veines et les gaz intra-vascul., th. Paris, 1875.

(9) Varren. Cyclopedia of Pratical medecine.

produit le plus facilement lorsque la femme prend certaines positions dans lesquelles la pression devient nulle dans la cavité abdominale, comme, en particulier, lorsqu'on fait mettre les femmes sur les genoux et les coudes, même aussi dans le décubitus latéral. Dans ces positions, si le vagin ne se ferme pas comme une soupape, l'air peut pénétrer dans l'utérus et de là, si l'utérus est flasque, dans les vaisseaux qui sont béants..... Il peut encore arriver que les appareils à injections injectent de l'air, en même temps que de l'eau, dans l'utérus et que cet air soit chassé dans les vaisseaux de cet organe. »

L'explication donnée par Sympson semble, de prime abord, plus admissible. Comparant l'utérus à une pompe aspirante et foulante, « L'air, dit-il, une fois introduit dans la cavité utérine, ce qui dans quelques cas peut avoir lieu par suite des alternatives de relâchement et de contraction des parois de l'organe après l'accouchement (comme dans les tranchées utérines, l'hémorrhagie *post partum*, etc.), et en supposant, en outre, qu'au retour des contractions de l'organe, l'expulsion de cet air ait été empêchée par la présence d'un caillot à l'orifice utérin, ou par quelque autre obstacle de ce genre, il sera alors susceptible, sous l'influence de la compression à laquelle il est soumis, d'être chassé dans les orifices veineux de la membrane qui revêt l'utérus. »

L'explication est ingénieuse, et en appelant, comme le font les autres auteurs, l'inspiration à son secours, on peut ainsi faire cheminer l'air jusque dans les gros vaisseaux et le cœur. Malheureusement toutes ces théories tombent devant l'interprétation anatomique, l'expérimentation et la comparaison des faits cliniques.

Pour que l'influence de la respiration, dit Ph. Bérard (1), se

(1) Ph. Bérard. Mém. sur un point d'anat. et de phys. du syst. veineux. Arch. de méd., t. XXIII, an 1830.

fasse sentir sur les veines, il faut que celles-ci soient mainte-
nues béantes par les tissus environnants. Or, pour que l'action aspiratrice se fît sentir aux veines du bassin, il faudrait
que la veine cave inférieure participât à cette béance, condition
qu'elle ne remplit que dans une très-petite partie de son trajet.
Il est donc certain que l'inspiration ne fait pas sentir son influence jusque là.

Poiseuille (1), de son côté, par des expériences concluantes,
contrôlant les raisons anatomiques données par Bérard, a constaté, qu'au delà de 14 cent., les mouvements de la poitrine
n'ont aucune influence sur les veines. M. Feltz (2), faisant,
sur un chien, une injection de sang mêlé à de l'air, par la
veine crurale, a été obligé, pour produire la mort, d'em-
ployer une pression de plusieurs atmosphères.

M. Couty, à la suite d'un grand nombre d'expériences
faites au laboratoire d'anatomie pathologique, se trouve porté
à conclure « que l'air arrivant au cœur brusquement, mais
en petite quantité, ou même en grande quantité, mais lentement et en plusieurs fois, ne produit aucuns troubles généraux. » D'après M. Cl. Bernard (3), pour produire seulement
le coma et l'insensibilité il faut, non pas 30 ou 40 c. c., mais
100 et 150 c. c. D'après Barthélemy (4), pour tuer un homme
il faut 600 c. c. d'air. « Lorsque l'injection est brusque, dit
encore M. Couty, une moindre quantité d'air suffit pour causer la mort. » Dans toutes ces expériences, faites sur des

(1) Poiseuille. Cause du mouvement du sang dans les veines. Journal univ,
de méd. et de chirurg., an. 1831. — Arch. gén. de méd., an. 1831.

(2) Feltz. Études sur les embol. pulm. comme cause de morts sub. Gaz. méd.
de Strasbourg, an 1868.

(3) Claude Bernard, cité par Couty (communication orale).

(4) Acad. de méd., an. 1837.

chiens, le minimum d'air injecté brusquement a été de 80 c. c,
et la moyenne de 120 à 150 c. c.

Si l'on compare maintenant ce que l'on dit avoir lieu dans
l'utérus d'une femme accouchée avec ce qui se passe dans une
expérience de laboratoire, on s'aperçoit que dans les expériences les veines choisies sont volumineuses et d'un calibre
moyen, placées, le plus souvent, au voisinage du cœur ou de
ses gros affluents, ou des veines qui s'y rendent sans de bien
grands détours. De plus on lie, c'est-à-dire on ne fait qu'un
tout de la paroi de la veine et du tube de l'instrument. Enfin,
on emploie, pour terminer, la pression de plusieurs atmosphères. On se place ainsi dans des conditions factices, conditions dans lesquelles ne sauraient se trouver les veines
utérines. Je sais bien que quelques auteurs, cités plus haut,
comparant l'utérus à une pompe aspirante et foulante, ou
encore à une bouteille en caoutchouc revenant sur elle-même
par sa propre élasticité, expliquent par ce mécanisme la possibilité de l'entrée de l'air dans les veines utérines.

Pour que ceci fût admissible il faudrait que lorsque l'utérus
se contracte, le col fût entièrement fermé, ce qui n'est pas la
règle, ce me semble, soit après l'accouchement, soit les jours
suivants. Dans l'hypothèse de Sympson il doit arriver encore
que, le caillot sanguin qui fait office de clapet, vu la pression
nécessaire, doit être fatalement projeté au dehors pendant que
l'utérus « semblable à une pompe aspirante et foulante », exé-
cute « ses alternatives de relâchement et de contraction. »

La possibilité de l'entrée de l'air dans les veines, à la suite
d'une injection intra-utérine, quoi qu'en disent surtout nos
prétendus maîtres d'outre-Rhin, est impossible. En admettant
même qu'on laissât la seringue à moitié pleine d'air,
il faudrait que la canule, ou la sonde qui lui sert d'al-
longe (je ne parle pas, bien entendu, de la sonde à double courant), fût entièrement serrée par le col, à tel

point que le liquide et l'air ne puissent pas refluer entre cette dernière et les parois du col, vu la pression nécessaire pour faire pénétrer l'air dans les veines. Si la contraction du col est si forte, on aura pas mal de difficulté pour introduire l'injection dans la cavité utérine, surtout une quantité d'air nécessaire pour causer la mort. Ensuite, emploie-t-on, dans ces sortes d'injections, une pression de plusieurs atmosphères, pression nécessaire pour vaincre la pression sanguine, supérieure à celle de l'air ambiant? Et laisse-t-on dans l'instrument, je ne dirai pas 600 c. c., comme le veut Barthélemy, mais seulement 300 c. c., puisqu'il faut injecter en moyenne 150 c. c. pour tuer un chien?

L'anatomie et l'expérimentation ne sont pas les seules à combattre cette théorie de l'introduction de l'air par les veines utérines. La clinique fournit des arguments non moins sérieux.

Jamais on n'a constaté l'introduction de l'air après un renversement de l'utérus. Et cependant, alors, les veines utérines sont à nu, béantes; la pression atmosphérique s'exerce librement. Tandis que, le plus souvent, l'introduction de l'air aurait lieu plus ou moins longtemps après la parturition, alors que l'utérus, déjà revenu sur lui-même, tend à se rapprocher de son volume normal, alors que la lumière des vaisseaux est obstruée par une concrétion sanguine, ou par le sang, si une hémorrhagie a lieu.

M. le professeur Pajot (1) cite dans ses cours « des cas dans lesquels le fœtus s'était putréfié dans l'utérus; des gaz s'étaient développés en lui, et en si grande abondance, qu'ils devenaient un véritable obstacle à l'extraction. L'accouchement une fois terminé et le placenta décollé, alors que ces gaz s'échappaient quelquefois avec bruit de la cavité utérine,

____

(1) Pajot, cité par Challier.

il semblait que toutes les conditions favorables à l'entrée de l'air dans les veines se trouvassent réunies, jamais pourtant on n'a observé de mort semblable. » Mac Cormack cite bien un cas d'introduction de gaz par les veines utérines, à la suite de la putréfaction de placenta, laissé dans la matrice ; mais il est probable qu'il y avait en même temps d'autres lésions tout aussi capables d'expliquer la mort que les gaz produits par la décomposition de l'arrière-faix.

Dans un grand nombre de ces observations, on a noté des hémorrhagies antérieures plus ou moins fréquentes ; ce qui portait presque Bérolle à admettre que les grandes hémorrhagies avaient pour effet de développer des gaz dans le système circulatoire. M. Couty attribue la mort, après les hémorrhagies abondantes, « à un trouble des échanges osmotiques pulmonaires. L'augmentation de l'endosmose serait produite, ajoute-t-il, par une diminution de la pression intra-vasculaire. »

Pour mon compte, je préfère croire encore que la mort est le résultat de l'hémorrhagie ; et bien sûr, tandis que l'endosmose est en train de se faire, la malade a cessé de vivre, comme dans l'observation I. Je me demande encore si, parmi tous les faits cités comme exemples de mort par introduction de l'air dans les veines, la perte sanguine n'est point, dans quelques-uns, la vraie et la seule cause de la mort, et si, dans d'autres, ainsi qu'il ressort des expériences de Ponfick (1) et de L. Perl (2), ces hémorrhagies n'auraient pas eu le temps de produire la dégénérescence du myocarde, et, par suite, la mort subite ?

Veut-on maintenant se rapporter aux faits chirurgicaux où la mort a été produite par l'introduction de l'air dans les

(1) Ponfick. Ueber Petthez. Berlin, Klin Wochenseh, 1873, n. 102.

(2) L. Perl. Ueber den Einfluss der Ananne auf die Ernàhrung. Arch. f. path. An. und. Phys. LIX.

veines, faits malheureux qui ont tant contribué à faire considérer ce genre de mort comme possible après l'accouchement, on trouve, d'après M. Couty, que l'air s'est introduit : 9 fois par la jugulaire externe, 8 fois par les veines axillaires, grandes ou petites, 5 fois par la jugulaire interne, 3 fois par la veine sous-scapulaire, 2 fois par la veine faciale, 2 fois par la jugulaire antérieure, 2 fois par la veine cervicale, et 2 fois seulement par une veine pectorale *assez rapprochée de la clavicule.*

Ces cas malheureux étaient survenus à la suite des opérations suivantes : ablation de tumeurs du cou, de la parotide, du maxillaire, de l'aisselle ou de l'épaule ; désarticulation de l'épaule ; ligature de la sous-clavière ; application de séton ; saignée de la jugulaire.

Jamais, d'après ce qui précède, on n'a constaté l'introduction de l'air dans les veines à la suite d'une amputation du bras au tiers supérieur ; jamais à la suite d'une amputation de la cuisse ou une désarticulation de la hanche. Cependant, on trouve quelquefois dans ces régions des veines variqueuses très-considérables. Si, dans ces faits, l'introduction de l'air n'a jamais eu lieu, malgré le volume des veines, qui égale parfois celui de l'axillaire, peut-on admettre que les veines utérines soient dans de meilleures conditions pour lui livrer passage ?

Pour terminer, d'après les curieuses expériences de M. Couty, voici les phénomènes qui apparaissent, à la suite des injections d'air dans les veines, lorsque ces injections doivent amener la mort. (Je laisse de côté l'état du pouls, qui a pu passer inaperçu chez les accouchées.) Quelque temps après, la respiration s'accélère, l'intelligence disparaît. Il y a des convulsions généralisées des muscles volontaires et la contraction des muscles lisses amenant l'évacuation de l'urine et des matières fécales. Puis la respiration se ralentit encore, elle devient profonde, apoplectique ; les convulsions cessent, enfin la respiration s'arrête. Rien de semblable n'a été décrit dans aucune des observations regardées comme des exemples de morts dues à l'entrée de l'air par les veines utérines.

Quelques auteurs, reconnaissant qu'on ne peut faire ainsi cheminer l'air dans le torrent circulatoire, font naître des gaz dans le sang. M. Durand-Fardel (1) admet une exhalation spontanée des gaz, pendant la vie, dans le système veineux, exhalation due à une altération du sang. » M. Hervieux est plus explicite. D'après lui, « le sang, altéré profondément par les pertes abondantes et répétées, se trouverait appauvri, au point de vue de la qualité et de la quantité, et ce sang, ainsi altérés deviendrait tout à coup le théâtre de quelque grave perturbation, qui favoriserait le dégagement des gaz combinés avec le liquide nourricier. »

« Aucune condition physico-chimique, dit avec raison M. Couty, ne saurait rendre compte, pendant la vie, de la production directe de gaz dans le sang. » Morgagni (2) cite bien, et c'est là l'exemple le plus favorable à cette théorie, l'histoire d'un pêcheur de Venise, mort subitement à la suite d'une hernie étranglée et en partie gangrenée, mais, dans ce cas, la mort, ainsi que l'a prouvé M. le professeur Verneuil, est le résultat de la congestion pulmonaire.

Quant à la présence des gaz dans le cœur et les gros vaisseaux, comme dernière preuve de l'introduction de l'air par les veines utérines, je ne vois là, avec Littre (3), Moreau père (4) et Mac Clintock qu'un phénomène purement cadavérique. Il arrive assez souvent, en effet, qu'à l'autopsie d'un

(1) Durand-Fardel. Du développement spontané des gaz dans le sang, consi déré comme une cause de mortalité. Gaz. de méd. sc. nov. 1851.

(2) Morgani, obs. 58.

(3) Littre, séance de l'Acad. roy. des sciences, 1714.

(4) Moreau, séance de l'Acad. de méd., 28 mai 1839.

individu mort à la suite de telle ou telle affection, on observe
des bulles de gaz soit dans le sang (obs. II), soit dans les organes. On ne songe point cependant à leur attribuer la mort,
parce qu'il est vrai, les lésions anatomiques sont des plus
manifestes. N'en saurait-il être de même parce que la lésion
passe inaperçue? L'époque plus ou moins rapprochée de la
mort n'est pour rien dans la rencontre de ces gaz. Amussat
en a trouvé vingt heures après la mort, et M. Devergie (1)
considère le développement des gaz dans les artères et les
veines comme l'annonce de la putréfaction. M. Bouchut (2) a
même donné, comme signe de la mort réelle, la présence des
bulles de gaz dans les vaisseaux de la rétine. On sait, enfin,
avec quelle rapidité se fait la décomposition cadavérique chez
les femmes mortes de suites de couche, rapidité de décomposition que j'ai, pour mon propre compte, bien été souvent à
même d'observer.

II

Morts subites par lésions du système respiratoire

Ici les observations sont peu nombreuses. Cela tient, sans
doute, à la plus grande fréquence des maladies du poumon et
de la plèvre pendant la grossesse qu'après l'accouchement;
à leur plus ou moins de fréquence et d'intensité, suivant les
épidémies; peut-être aussi à cette sorte de crise salutaire en
laquelle se transfórment quelquefois ces affections dans les
suites de couche.

On ne connaît que le fait de la marquise de X..., cité par
Delamotte, qui mourut subitement dans un accès d'asthme;
le fait de Mordret, où la mort subite causée par un double

(1) Devergie, Traité de méd. légale.
(2) Bouchut, Mém. sur plusieurs signes cert. de la mort, fournis par l'opht.
Acad. des sciences, 1867.

épanchement pleurétique, constaté à l'autopsie, survint vingt heures après l'accouchement ; enfin celui de M. Verrier (1), observé chez une accouchée qui mourut asphyxiée par des mucosités bronchiques.

Ces trois observations n'offrent rien de particulier aux suites de couches et peuvent se présenter en dehors de l'état puerpéral. De plus, dans l'observation de M. Verrier, qu'Aran aurait intitulée « Asphyxie par écumes bronchiques, » la sécrétion des bronches, fait remarquer Moynier, est toujours accompagnée d'autres lésions, et il est souvent difficile d'attribuer la mort à l'une ou à l'autre de ces lésions. »

On pourrait faire entrer dans cette catégorie la possibilité de la mort subite par « cachexie séreuse, » comme le veut M. le professeur Stoltz (2), mais cette sorte de mort subite n'a été observée, jusqu'à présent, que pendant la gestation.

III

Morts subites par lésion du système nerveux

Après les morts subites attribuées à une lésion du système nerveux, on a trouvé quelquefois une hémorrhagie, soit de l'encéphale, soit du rachis. Le plus souvent, au contraire, on n'a pas découvert de lésion. On dit alors que la mort est le résultat de l'épuisement nerveux ou d'une commotion morale.

Hémorrhagies. — Ménière (3), dans son mémoire, cite deux cas de morts subites ; l'un observé par Schedel, l'autre par Leloutre, produites toutes deux par une hémorrhagie cérébrale. Moynier cite un cas dû à une hémorrhagie rachidienne, et M. Hervieux à une hémorrhagie encéphalo-méningée. Ce

(1) Verrier, Gaz. des hôpit., an 1864.

(2) Lauth. De la cachexie séreuse des enceintes et des accouchées. Thèse, Strasbourg, 1852.

(3) Ménière, Mém. sur l'hém. céréb. pendant la grossesse et après l'accouch., Arch. de méd., an. 1828.

Coste

ne sont point là des cas de morts subites : la malade de Schedel mourut douze heures après, celle de Moynier au bout de treize heures, et celles de Leloutre et de M. Hervieux ne succombèrent que six heures après.

Shock traumatique. — Mordret vit une femme en travail depuis trois jours, et sur laquelle on avait fait plusieurs applications réitérées de forceps et de céphalotribe, mourir subitement après l'extraction du fœtus. M. Méritan cite les deux faits qui suivent. « M. Bourguet, d'Aix, fit l'embryotomie chez une femme atteinte d'un rétrécissement considérable du bassin. L'opération dura plus d'une heure. Pendant tout ce temps, il n'y eut pas d'hémorrhagie, mais, une demi-heure après, le pouls et la respiration se ralentirent, le corps se couvrit d'une sueur visqueuse, et la femme mourut au bout de quelques minutes. Dans un autre cas observé par M. Rimbaud chez une femme qui venait d'accoucher heureusement de son douzième enfant, la mort survint une demi-heure après.

Dans ces trois cas de mort subite, attribués par Mordret et M. Méritan à l'épuisement nerveux, ce que l'on appelait autrefois sidération, apoplexie nerveuse, et ce que l'on nomme aujourd'hui le shock traumatique, l'autopsie n'a pas été faite, et, par suite, ces observations ne prouvent rien.

Voici un autre fait publié par M. le professeur Villeneuve, de Marseille (1), et qu'on donne souvent comme un exemple de mort par épuisement nerveux après l'accouchement. « Une femme, après dix jours de souffrance, présentait les symptômes suivants : face pâle, langue sèche et blanche, pouls misérable et fréquent, violente douleur à l'épigastre; oppression; utérus moulé sur l'enfant. Après quelque repos, bain, potion anodine et excitante ; cataplasme avec laudanum sur

(1) Villeneuve. Gaz. méd., an. 1837.

le ventre. Vomissements de matières jaunâtres. Forceps mais une seule branche ; l'enfant fut extrait et la mère succomba deux heures après. L'utérus présenta, à l'autopsie, une rupture d'environ 4 ou 5 lignes, au niveau de la saillie sacro-vertébrale, rupture qui avait trop peu d'étendue pour déterminer la mort de cette femme, si elle n'eût été épuisée par un travail aussi long et aussi pénible. »

Il est possible que cette lésion de l'utérus, qui, chez une autre femme, aurait été moins funeste, ait été au contraire, pour celle ci, la goutte d'eau qui fait verser le vase. Mais quel était l'état des autres organes ? quel était surtout l'état du cœur ? Au reste, la mort n'a été ici que la cessation d'une longue agonie. Je regrette vivement de me trouver ainsi en désaccord avec un de mes maîtres les plus vénérés. Il voudra bien, je l'espère, excuser cette petite divergence d'opinion, vers laquelle me porte seule la recherche de la vérité.

Moynier tout en admettant que « l'épuisement nerveux doit avoir sa place dans le cadre nosologique » reconnaît que l'on a rapporté quelquefois à l'épuisement des accidents qui en diffèrent essentiellement. Les pertes internes, ajoute-t-il, les ruptures de l'utérus peuvent se présenter avec des caractères qui en imposent facilement au milieu des douleurs et des troubles occasionnés par le travail. Une inflammation de l'utérus ou du péritoine peut passer inaperçue. Enfin les autopsies manquent souvent dans les observations publiées.

Si on s'en rapporte à ce que l'on observe après les opérations chirurgicales et surtout les traumatismes, on voit que le shock produit, très-rarement, la mort instantanée. Le plus souvent le malade entre dans le coma ou débute par un accès de délire puis s'éteint peu à peu. M. Al. Blum (1), à qui nous empruntons presque la fin de ce paragraphe, dit que

(1) Blum. Du shock traumatique, Arch. gén. de méd., janvier 1876.

« l'on n'a jamais découvert, à l'autopsie, des lésions soit des organes, soit du système nerveux pouvant donner l'explica- des symptômes morbides. »Iles tporté à admettre, pour expli- quer la mort, la théorie de Montegazza et de Goltz sur l'ar- rêt du cœur. «Il reconnaît, néanmoins, qu'il ne faut accepter qu'avec la plus grande circonspection, les observations de morts subites données par les observateurs sous le nom de shock, » et que bien souvent la vraie cause se trouve « dans l'état de santé antérieur et les hémorrhagies plus ou moins importantes. »

Bien qu'elle n'entre pas précisément dans le cadre de mon sujet, qu'on me permette cependant de donner l'observation suivante.

Obs. III. — La nommée Marie C...., primipare, avait eu, dans les trois der- niers mois de sa grossesse, des hémorrhagies fréquentes. Le 17 décembre 1871, les hémorrhagies produites par l'insertion du placenta sur le pourtour du col recommencent. Deux tamponnements du vagin arrêtent, pour quelque temps la perte sanguine. Le 19, au matin M. Villeneuve, vu la lenteur du tr.vail et les syncopes repétées de la femme, débride le col dont la dilatation se faisait lentement, traverse le placenta, fait la version, mais ne peut dégager la tête, même avec le forceps. Les syncopes se succèdent et la femme meurt, avant qu'on ait pu terminer le travail.

A l'autopsie, faite le 21, je trouvais le cadavre décoloré, même à la région postérieure. Le cerveau exsangue. Le cœur flasque, ne contenait que quelques caillots mous. Anémie du poumon, du foie et de la rate. La tête de l'enfant enlacée encore par le col utérin présentait les diamètres suivants dont la lar- geur anormale, jointe à la déflexion, s'était opposée à son dégagement. O. M. 14, O. F. 13, S. O. B. 11, B. P. 10.

Cette observation, qui ressemble par bien des points à celle de Mordret, et qui serait entrée en ligne de compte, si l'on avait pu dégager la tête fœtale, ne doit pas être considérée comme un exemple de shock traumatique, mais au contraire comme un exemple de mort par hémorrhagie.

Playfer et Spencer Wels, cités par M. Blum, ont attribué le shock à une coagulation du sang dans le cœur droit, mais aucun fait bien établi ne justifie cette hypothèse. Les auteurs (1) de l'article « Apoplexie » du Dictionnaire encyclopédique admettent que l'apoplexie nerveuse n'est que le résultat de l'anémie cérébrale, anémie produite par des hémorrhagies antérieures, comme le veut M. Jaccoud (2), par une lésion du myocarde. « Il est impossible actuellement, dit M. Blum, d'avoir une opinion raisonnée, relative à l'influence exacte que peuvent avoir des affections cardiaques. Il faut attendre les faits, surtout les faits bien observés.» Il reconnaît cependant « que certains auteurs ont accordé une importance aux maladies du cœur, et M. Falk, ajoute-t-il, dans le dernier congrès des chirurgiens allemands, a insisté sur la prédisposition occasionnée par les affections cardiaques anciennes. »

Mon peu d'expérience ne me permet pas certes de trancher la question, mais si je tiens compte de ce que j'ai pu observer dans les hôpitaux, à la suite des traumatismes, soit chirurgicaux, soit accidentels, si je tiens compte, aussi, de la prédisposition aux affections cardiaques par la gestation et les suites de couches, je me trouve porté à admettre, sauf bien entendu la rupture d'un organe ou toute autre complication, comme une adhérence des deux plèvres ainsi que je l'ai observé une fois chez un individu mort subitement, après une opération de hernie étranglée, je me trouve porté à admettre, dis-je, qu'après l'accouchement, le shock haumatique n'est que l'expression de l'arrêt du cœur produit par des hémorrhagies antérieures ou par une lésion de cet organe.

Névrose pernicieuse. — Je ferai entrer dans la catégorie des morts subites par lésion du système nerveux le fait suivant

---

(1) Schützemberger et Flecht, art. Apoplexie, Dict. encycl. des sc. méd.
(2) Jaccoud, art. Encéphale, Dict. méd. et chir. prat.

rapporté par M. Burdel (de Vierzon) (1). « Une femme, arrivée
à sa sixième grossesse, présentait, 48 heures avant son accouchement, un peu de malaise qu'elle attribuait à son état
avancé. Le pouls était tellement fuyant qu'on pouvait, à peine,
le compter. A l'auscultation, le cœur faisait entendre un
bruit continu, impossible à démêler. L'accouchement et la
délivrance se firent heureusement. Un peu après, le pouls,
plus fréquent encore, ressemblait à une corde vibrante, le
cœur était tumultueux. Le lendemain les vomissements et
la diarrhée survinrent et la malade mourut. » M. Burdel en
conclut « qu'il existe une forme de névrose pernicieuse par
intoxication tellurique qui frappe spécialement les nerfs cardiaques et vaso-moteurs et que cette forme de névrose, des
plus difficiles à reconnaître, ne se manifeste pas sans rémis-
sion, ni périodicité ni phase. Elle frappe l'appareil du système nerveux, par lui la respiration, la circulation etc. »

Sans discuter ici si la théorie de M. Burdel est fondée, ou
bien si, comme on le pense, on a affaire à une anémie cérébrale produite par des embolies capillaires dues à la méla-
némie, je ferai observer que M. Vallin (2) a trouvé de la
myocardite aiguë, chez les malades morts d'accès pernicieux,
et que les signes, fournis par l'auscultation, tendraient à
prouver qu'il existait, chez cette femme, une lésion du cœur.

Commotion morale. — Morgagni (3) relate ce fait : « Une
femme, arrivée au terme d'une deuxième grossesse, était
agitée par des pressentiments sinistres. La naissance d'une
fille, au lieu d'un garçon qu'elle espérait, la plongea dans
un chagrin violent et elle mourut six heures après. » Moynier cite un fait semblable. Delamotte raconte qu'une femme

(1) Burdel (de Vierzon), acad. de méd., sc. du 6 avril 1875.
(2) Vallin, Des alt. du cœur et des muscles vol. dans la fièvre pern., société
des hôp. de Paris, sc. 13 fév. 1874.
(3) Morgagni, 48e lettre (art. 44).

qui avait accepté ses soins avec répugnance, mourut six heures après l'accouchement, à la suite d'un frisson. Cet auteur attribue le frisson et la mort à la répulsion que cette femme avait pour lui. Il cite encore le fait suivant : « Une femme avait vu en rêve, quelques jours avant la parturition, un spectre hideux qui voulait se coucher sur elle. Delamotte fit l'accouchement, amena un enfant putréfié, et la femme mourut peu après. » Travers (1) attribue la mort subite d'une femme arrivée 6 heures après l'accouchement, à l'impression qu'elle ressentit en apprenant la mort de son enfant. Requin (2) vit avec Duffour, une femme morte de syncope 25 heures après l'accouchement. Requin attribue la mort à une altercation que cette femme avait eue avec sa voisine. Gartham, cité par Mac Clintock, entendit une femme dire, pendant le travail, « qu'il lui arriverait malheur. » Cette femme mourut, 6 heures après la délivrance. Enfin Robert (3) raconte le fait suivant. « Une multipare, vivement impressionnée par la crainte des événements politiques, alla faire ses couches à Versailles. Le neuvième jour, pendant qu'elle faisait sa toilette, sous le coup d'une émotion causée par une nouvelle, elle s'affaissa sur elle-même et mourut subitement. »

Les motifs auxquels les auteurs ont attribué la commotion morale me semblent pour la plupart bien futiles et peu propres à occasionner la mort, en admettant même cette sorte d'éréthisme, cette impressionnabilité outrée qu'on observe assez souvent chez les accouchées. Que de fois, au milieu des douleurs de l'enfantement, ou même avant, n'a-t-on pas l'occasion d'entendre les femmes, surtout les primipares, dire : « Je ne pourrai jamais accoucher, je le sens bien ; je

(1) Travers cité par Moynier.
(2) Requin cité par Moynier.
(3) Robert, Soc. de chirurgie, an. 1853.

dois mourir ; il faut que je meure. » Et l'accouchement et ses suites être des plus rapides et des plus heureux. La commotion morale, si toutefois elle peut donner la mort sans lésion préexistante, produit des effets instantanés. Comme la foudre qui dans un instant prive de vie ce qu'elle ne fait qu'effleurer en passant, la vue, la pensée de l'objet surprend le malheureux qui doit être sa victime. La terreur, la joie ou la honte s'emparent aussitôt de tout son être. Les sens s'émoussent, la respiration reste en suspens, la circulation s'arrête, le cerveau cesse de fonctionner, le cœur de battre, et le malheureux, foudroyé, tombe avant qu'il ait pu, même un seul moment, résister à leurs coups. Dans les faits qui nous occupent la commotion morale suit le plus souvent une marche tout autre : elle met longtemps avant de produire son effet. Je sais bien qu'on pourra m'objecter que cette commotion morale a pu occasionner une ou plusieurs syncopes, une sorte d'anéantissement ent et progresif se terminant par la mort. Mais qu'a dit l'autopsie ? Y avait-il, ou n'y avait-il pas lésion ? Il est commode et facile d'expliquer une mort inattendue par une syncope qu'on attribue à une commotion morale. D'un autre côté, si l'autopsie n'a pas été faite, cette même commotion morale, en admettant même qu'elle existe dans tous les faits cités plus haut, peut être considérée, aussi, comme une simple coïncidence ou même comme une cause adjuvante. Mais il sera permis de croire, en même temps, que la vraie cause de la mort est restée inconnue.

IV

Morts subites par empoisonnement puerpéral.

Je ferai entrer, dans cette catégorie, les cas de morts subites attribuées à la syncope et à l'empoisonnement puerpéral parce que, dans ces deux formes, on n'a trouvé, dit-on, aucune lésion capable d'expliquer la mort, ensuite parce que, d'après quelques auteurs, entre autres M. Hervieux, la syncope ne serait due qu'à « l'intoxication puerpérale et son action sidérante serait produite par l'intensité de l'agent miasmatique. »

Mme Lachapelle perd, quelques jours après l'accouchement, à la suite d'une syncope, une femme atteinte de péritonite. A l'autopsie, on trouva un épanchement liquide sanguinolent dans le péritoine. Dubois (1), chez une femme morte de syncope, 16 heures après l'accouchement, découvrit une lymphangite utérine et une péritonite séro-purulente. Sunderlin (2), 7 jours après l'accouchement, trouva une péritonite pelvienne. Keith (3), après l'accouchement, perd une femme de syncope et reconnaît, à l'autopsie, une péritonite pseudo-membraneuse. M. Hervieux raconte « qu'une femme, chez qui il avait observé de la fièvre, un peu de douleur dans l'abdomen, eut quelques défaillances, quatre jours après l'accouchement, et fut trouvée morte dans son lit. A l'autopsie, il constata deux abcès dans l'utérus. M. Hervieux conclut que la mort a été le résultat d'une syncope à cause de lipothymies préexistantes. M. Méritan attribue à une syncope, produite par l'empoisonnement puerpéral, la mort subite d'une femme arrivée au dixième jour de couches, Quatre jours avant, cette femme avait présenté un peu de fièvre. Le 10° jour elle veut se lever sur son lit, mais elle retombe et expire. A l'autopsie, il trouva, dans le péritoine, 200 grammes de liquide, des fausses membranes et des ecchymoses sous-pleurales, un épanchement dans le péricarde et de l'œdème sous-péricardique. M. Challier cite un cas de mort survenue 2 heures après l'accouchement,

(1) Dubois, Journ. de méd., de chirurg. et d'accouch. an. 1832.
(2)Sunderlin, Arch. de méd., de chir. et d'accouch.
(3 Keith, Com. de la soc. de méd. d'Édimbourg. In Union méd., an. 1853.

chez une scrofuleuse hémophilique et à l'autopsie de laquelle il ne trouva qu'une décoloration des organes. M. Challier attribue la mort à une syncope provoquée par la diathèse hémorrhagique. M. Lamy attribue à une syncope, due à l'altération du sang, la mort subite d'une cigarière, survenue peu après le travail.

Les lésions trouvées à l'autopsie font supposer que la plupart de ces femmes auraient succombé tôt ou tard ; mais de ce qu'il y a eu syncope, regarder celle-ci comme la seule cause de la mort me paraît, au moins, contestable. « Si le cœur est sain, dit M. Tourdes, la syncope est rarement mortelle ; mais si une altération quelconque rend moins facile le jeu de cet organe, la mort arrive promptement. Le cœur, affaibli par la dégénérescence de son élément actif, cesse tout à coup de réagir contre un obstacle, et si une cause quelconque détermine une syncope elle est mortelle, parce que les fibres altérées ne se raniment plus. » Je suis d'autant plus porté à admettre cette dernière explication de la mort dite par syncope que, dans les faits que je citerai plus loin, la mort a été quelquefois précédée de syncope ; à l'autopsie, j'ai aussi trouvé des lésions, soit dans le péritoine, soit dans l'utérus, lésions qui n'expliquaient pas la cessation brusque de la vie, mais j'ai trouvé, en même temps, une dégénérescence des fibres du cœur et c'est à cette dégénérescence que j'ai cru devoir attribuer la mort. Le fait de M. Lamy, que je citais tantôt, mis sur le compte d'une syncope produite par une altération du sang, vient à l'appui de la théorie que je soutiens. « A l'autopsie, dit-il, je trouve le cœur petit, d'une grande flaccidité et son tissu est décoloré. » Pendant la vie les symptômes observés sont tout aussi concluants. « L'auscultation du cœur nous fait découvrir un certain degré d'asystolie. Le choc précordial est très-faible : il faut appuyer très-fortement le stéthoscope pour arriver à le percevoir, surtout en raison d'un bruit de souffle intense qu'on entend également daus les vaisseaux du cou. »

Il existe cependant un fait rapporté par Al. Moreau, où l'autopsie qui eut lieu en présence de M. G. de Mussy et de plusieurs médécins anglais ne révéla aucune lésion ; je veux parler de la mort subite de la duchesse de Nemours, arrivée au moment où cette princesse se coiffait, mort subite qui fit grand bruit à l'époque, et fut attribuée à une syncope. Ce fait unique ne saurait ébranler mes convictions, et, comme l'examen du cœur n'a pas été fait, il m'est permis de demander si l'arrêt de cet organe ne fut pas le résultat de l'altération de ses fibres.

Je ne tiendrai aucun compte des autres cas, très-nombreux, de morts subites, attribués à une syncope. « Ce mode d'explication dont on a été si souvent prodigue », dit, avec raison M. Hervieux, ne prouve rien puisque dans aucun cas, l'autopsie n'a été faite.

Enfin, la mort subite, après l'accouchement, est attribuée par quelques auteurs, entre autres MM. Carl. Schröder, Hervieux, Challier, Lamy et Méritan, à l'empoisonnement puerpéral seul. M. Hervieux, grand partisan de cette dernière cause, dit dans son ouvrage : « c'est par centaines que je pourrais aujourd'hui compter les cas de ce genre. Je n'en mentionnerai que deux que j'extrais des mémoires de madame Lachapelle. »

« *Premier fait*. — Accouchement d'un enfant putréfié. Pendant le travail, il y a eu prostration des forces, diarrhée et vomissements verdâtres. Après l'accouchement, pouls à peine sensible, pâleur, affaiblissement, violent frisson, lochies suspendues. Le soir, nouveau frisson avec lipothymies, aggravation des accidents, mort à 4 heures.

« *Deuxième fait*. — Le matin de l'accouchement forte céphalalgie, frisson prolongé. A 9 h. 1/2 accouchement normal. Aussitôt après, syncopes fréquentes, céphalalgie plus intense, soif ardente, anxieté épigastrique, sensibilité outrée de l'abdomen. Insomnie la nuit, oppression extrême et mort le lendemain à 10 h. du matin. »

« Ces deux faits appartiennent, sans discussion aucune, ajoute M. Hervieux, à la catégorie des cas de sidération nerveuse par empoisonnement puerpéral. La rapidité de la mort n'a pas permis aux lésions que cet empoisonnement engendre d'ordinaire de se produire. » Il dit cependant au commencement de son chapitre sur les morts subites et en parlant des observations de Mme Lachapelle et des accoucheurs qui l'ont précédée : « La plupart de ces observations sont trop succinctes, sans autopsie et ne peuvent donner matière à aucune déduction pathologique rigoureuse. » Ce ne sont là, au reste, que des exemples de morts rapides produites par la fièvre puerpérale maligne si bien décrite, déjà, en 1793, par John Clarke (1) et par Clopland (2). La mort arrive de 20 à 30 heures après l'accouchement. M. Voillemier (3) a vu des malades mourir au bout de quelques heures. De plus, des lésions ont été trouvées dans cette forme rapide de fièvre puerpérale. Ainsi, Clopland a trouvé une espèce de désorganisation de tous les tissus, en général, et plus ou moins d'épanchement trouble dans les cavités séreuses. Fl. Churchill (4) de la péritonite et, dans les cas qui paraissaient exempts de toute lésion locale, une phlébite utérine. Carl. Schröder a trouvé le début d'une inflammation de chacun des organes, c'est-à-dire de la

(1) J. Clarke. On puerperal fever, Sydenham society, p. 365.

(2) Cloplaud, Dict. of. prat. méd., part. XIII.

(3) Voillemier, Hist. de l'épid. qui a régné à l'hôpit. des Cliniques pendant l'année 1838.

(4) Fl. Churchill, Traité pratique des malad. des femmes.

tuméfaction trouble, de la dégénérescence et même déjà la destruction des cellules ; enfin de nombreux épanchements sanguins, surtout sous la péricarde. Hecker (1) des inflammations parenchymateuses, ou une dégénérescence aiguë des grandes glandes abdominales, ou du tissu musculaire du cœur, avec de nombreuses ecchymoses dans les différents organes.

Pour expliquer la possibilité de la mort subite par l'empoisonnement puerpéral dont il ne donne aucun exemple, M. Hervieux dit encore : « Il est facile de comprendre que la plus ou moins grande promptitude de la mort est ici une affaire de dose, ou d'exaltation des propriétés vénéneuses du principe toxique. Si, avec une dose ou une certaine qualité du poison, on a des accidents qui amènent la mort en dix heures, par exemple, avec une dose plus élevée ou une intensité plus grande de l'agent miasmatique, on aura des accidents plus terribles et plus rapidement mortels. Elevez encore, par la pensée, la violence du poison et la susceptibilité du sujet et vous aurez la mort subite, foudroyante instantanée dans l'acception littérale du mot. C'est, sans doute, sous cette impression qu'il dit en commençant : «Ce qui égare les cliniciens jusqu'à ce jour, concernant la cause réelle, la plus efficace et la plus fréquente de la mort subite dans l'état puerpéral, c'est que l'on s'est obstiné à vouloir placer la cessation brusque de la vie sous la dépendance d'une cause mécanique, ou d'une lésion anatomique constatable *in cadavere*. »

Je n'entreprendrai pas de faire ici l'apologie de l'anatomie pathologique, cette belle science qui rend tous les jours de si grands services à la médecine. Si elle ne nous a point dit, encore, son dernier mot, il ne faut en accuser que nous-mêmes ou, au moins, nos moyens d'investigation, encore

(1) Hecker, M. für G., vol. XXIX et XXXI.

trop incomplets, et ne point cacher notre ignorance, ou mieux, notre impuissance derrière une fin de non-recevoir.

V

Morts subites par myocardite aiguë

Il semble résulter de cette discussion, peut-être un peu trop longue, que la mort subite, après l'accouchement, a été attribuée à des causes pour la plupart inadmissibles ou fortement discutables. La gestation et l'accouchement, ces deux actes physiologiques, lorsqu'ils suivent leur évolution normale, deviennent, au contraire, des actes pathologiques lorsqu'un incident quelconque vient en troubler le cours et, comme tout état morbide alors, ils doivent avoir des manifestations propres sans être obligés, pour cela, de se soumettre aux théories ou aux modes du jour. Loin de moi, cependant, la pensée de jeter le blâme sur les travaux de nos devanciers. Nous avons à notre disposition des moyens d'investigations qu'ils n'avaient pas, et si nous allons plus loin qu'eux, c'est que, bien souvent, ils nous ont indiqué la route et posé même les premiers jalons. Pour éviter l'écueil dont je parlais tantôt, il fallait demander la solution du problème à l'anatomie pathologique seule. C'est ce que le hasard et un séjour de près de quatre ans à la Maternité, de Marseille, m'ont permis de faire plusieurs fois. J'ai pu recueillir, ainsi, un petit groupe de faits présentant la même lésion anatomique et c'est à cette lésion importante par son siége, puisqu'elle affecte le cœur, que j'ai cru devoir attribuer la mort subite après l'accouchement. Les faits que je vais citer diront si je suis dans le vrai.

Le premier cas de mort subite qu'il me fut permis d'observer à la Maternité me frappa. Le peu de lésions trouvées à l'autopsie me portait à admettre comme vraie, cette parole de Velpeau et Gerdy (1) : « Il est des morts subites dont la cause reste tout aussi obscure après qu'avant l'autopsie ; » ou à dire, comme M. Hervieux : « la vraie cause c'est le principe toxique Plus ce principe s'exhalte plus son action sidérante est fréquente. » Cependant me rappelant le travail de M. Hayem (2) sur la mort subite dans la fièvre typhoïde, je me demandais si la myocardite aiguë n'était pas aussi la cause de la mort subite après l'accouchement. L'examen microscopique confirma mes prévisions. J'ai été à même, depuis, d'observer quatre autres cas de morts franchement subites et dans tous j'ai aussi trouvé de la myocardite aiguë. Telles sont les observations que je vais rapporter.

Obs. IV. — La nommée Albine V.. ., âgée de 28 ans, couturière, entre à la Maternité, le 1ᵉʳ septembre 1872. Cette femme d'une taille au-dessous de la moyenne, était arrivée au huitième mois d'une première grossesse. Jusqu'à ce jour, rien de particulier ne s'était présenté, sauf une vive émotion à laquelle cette femme attribuait les premières douleurs. Le 11, à minuit, les membranes se percent et le travail commence. Le 12, un violent spasme utérin arrête, pour un temps, malgré le traitement ordinaire, la marche de l'accouchement. Les douleurs ne reparurent que le 13 et, le même jour, à 11 heures du matin l'accouchement se termina par la naissance d'une fille vivante. Pendant ce temps, cette femme m'a dit, plusieurs fois : « je ne sais si j'arriverai au bout, mais de sûr je mourrai. » Tout alla bien jusqu'au 15. Dans le courant du jour la fièvre survient, le ventre se météorise, devient douloureux à l'hypogastre. Il y a eu des nausées et quelques vomissements verdâtres. Cet état dura jusqu'au 17. A 6 heures, cette femme appelle l'élève sage-femme de garde. « Je me sens mal », lui dit-elle. Elle s'affaisse et meurt.

A l'autopsie faite, le 18, à 6 heures du matin, je trouvais ce qui suit : cadavre en voie de putréfaction. L'abdomen fortement distendu par les gaz, contient près de 300 gr. de liquide jaune-rougeâtre, grumeleux. Il y a quelques fausses membranes dans les culs de sac recto et vésico-utérins. L'utérus mesure 0,18 cent. du col à son bord supérieur.

(1) Velpeau et Gerdy, Bull. de l'Acad. de méd., Paris, 1837.
(2) Hayem, Cause de la mort subite dans la fièvre typhoïde, Arch. de phys., an. 1869.

Les traces de l'insertion placentaire se voient sur la face interne et postérieure de cet organe. A ce niveau et dans l'épaisseur du tissu utérin, existent quelques petits noyaux purulents et du pus dans les sinus. Rate normale, foie petit, pesant 720 gr. seulement, assez dur et semblable à de la chair bouillie. Légère injection de l'intestin grêle. Le cœur est plus petit, décoloré; rien au péricarde, rien aux valvules.

Examen microscopique du cœur. — Sur plusieurs coupes que j'ai faites, j'ai trouvé la plupart des fibres musculaires granuleuses, entremêlées de quelques fibres saines. Les faisceaux primitifs et secondaires et même quelquefois les fibrilles étaient séparés par des amas de tissu cellulaire et fibreux. On y voyait aussi des cellules fusiformes ou ovalaires à un ou plusieurs noyaux brillants ou bien des ilots de cellules rondes ne contenant qu'un protoplasma grisâtre, comme granuleux. Le néoplasme était surtout abondant autour des vaisseaux dont la lumière était oblitérée par les globules sanguins.

Sans tenir compte du pressentiment qui n'a que faire dans cette mort, on pourrait, peut-être, attribuer la fin d'Albine V... à la fièvre puerpérale maligne. Dans la remarquable description qu'il donne de cette forme de fièvre puerpérale, Copland raconte comme il suit les derniers moments de la patiente. « Il survient de grands malaises, des syncopes, des lipothymies et une plus ou moins grande agitation. L'intelligence s'éteint. Il y a quelquefois du délire, mais le trouble mental est en général partiel, temporaire et jamais violent, accompagné de dyspnée et de lividité excessive, ou bien la patiente, plongée dans une torpeur profonde, s'achemine sans secousse, quoique rapidement vers la mort. »

Il y a loin de ce lugubre tableau, se déroulant ainsi pendant plusieurs jours, rarement pendant quelques heures, à celui présenté par Albine V.... La métro-péritonite suit chez elle une marche normale, pendant quelques jours. Tout à coup la scène change, et sans que rien fasse prévoir une mort prochaine, la malade se trouve mal et expire.

L'erreur ne saurait être possible. Il n'y a aucune difficulté, dit Churchill, à distinguer cette forme de maladie de toutes les autres. Son invasion aussitôt après la délivrance, la nature des symptômes, leurs progrès rapides, ne ressemblent à ceux d'aucune autre affection. » Ce n'est pas ainsi, j'ajouterai, que meurent les malades atteintes de métro-péritonite franche et la mort subite d'Albine V... ne peut être attribuée qu'à la lésion du myocarde.

Obs. V. — La nommée Marie F...., âgée de 35 ans, domestique, n'a rien présenté de particulier, dans sa première comme dans cette seconde grossesse. Les douleurs commencent le 6 décembre 1873, à 10 heures du soir. Le lendemain à 3 heures du matin l'accouchement se termine par la naissance d'un enfant à terme et très-vigoureux.

Tout marche bien jusqu'au 12 décembre. Ce jour là le pouls est fréquent, la langue normale, le ventre quoique souple est un peu douloureux au-dessus de la symphyse. Le lendemain, mêmes symptômes, sauf la langue qui devient blanche. Cet état persiste jusqu'au 15. Le pouls redevient calme, mais la langue reste blanche à la base. Le 19, à 6 heures et demie, le pouls est imperceptible. La femme pâlit, a une syncope et meurt.

Autopsie, faite 28 heures après. Péritoine normal. L'utérus, long de 0 ,07 c. contient dans son épaisseur quelques noyaux purulents de la grosseur d'une aveline et, à droite, quelques sinus gorgés de pus.

Poumons un peu congestionnés en arrière. Foie et rate normaux. Reins un peu congestionnés, surtout le gauche. Cœur flasque, couleur jaune-chamois, friable.

Quelques plaques laiteuses sur le péricarde. Cavités du cœur saines et contenant un peu de sang fluide.

Examen microscopique du cœur. — Fibres granuleuses; néoplasme intrafibrillaire très-abondant, formé par du tissu cellulaire et des faisceaux de tissu fibreux. Au milieu de ce néoplasme, on trouve des cellules fusiformes à un ou plusieurs noyau. Le néoplasme est plus abondant autour des vaisseaux. On voit leur lumière oblitérée par des globules sanguins qui semblent retenus par l'endartérite. Dans les coupes faites perpendiculairement aux fibres musculaires, ces lésions sont encore plus visibles. J'ai aussi trouvé quelques corpuscules graisseux. Les fibres musculaires normales étaient peu abondantes et se voyaient, surtout, dans les parois du ventricule droit.

Si, ni les symptômes observés pendant la vie, ni les lésions trouvées après la mort, ne peuvent, en dehors des lésions du cœur, expliquer la mort subite de la femme qui fait l'objet de l'observation précédente; à plus forte raison en sera-t-il de même pour celle-ci. Il faut donc, cette fois encore, attribuer la mort subite à la myocardite aiguë.

Obs. VI. — La nommée Julie Van M..., âgée de 25 ans, de petite taille, fluette et délicate, primipare, avait éprouvé des malaises les premiers et derniers mois de sa grossesse. Accouchée, le 1er février 1874, d'un enfant mort né, très-volumineux et à terme. Le travail avait duré 36 heures de faibles douleurs, 6 heures de fortes et 2 heures de résistance des parties molles. Dès le second jour, le pouls devient fréquent, la langue sèche, l'utérus douloureux.

Le 4, les symptômes sont les mêmes plus la diarrhée. Les lochies persistent. Le traitement consiste en vésicatoire, frictions mercurielles, cataplasmes, sulfate de quinine et bismuth.

Le 12, tous les symptômes ont disparu, sauf la diarrhée qui persiste un peu.

Le 14, on cède aux instances reitérées de cette femme qui demandait à se lever, depuis plusieurs jours, et qui demeurait toute la journée assise sur son lit « afin, disait-elle, de s'habituer à rester debout ». Pendant qu'appuyée sur les bords de son lit on l'habillait, elle est prise de syncope. On la couche aussitôt, mais une nouvelle syncope survient, elle était morte. Pendant tout le temps de ses couches l'impulsion cardiaque était affaiblie, surtout à la pointe. Il existait deux bruits de souffle doux et moëlleux, l'un à la base l'autre à la pointe, plus léger encore, le second bruit, au contraire, était claquant. Le pouls, fréquent au début, s'était ralenti dans les derniers jours, il était de plus petit et dépressible.

Autopsie faite le 16 février à 1 heure. Cadavre parfaitement conservé. La face, pâle pendant la vie, est maintenant rosée. Légère congestion des méninges. Cerveau normal. Quelques adhérences retiennent les poumons à la plèvre.

Cœur de volume normal, de couleur feuille morte, plus pâle à sa face interne, les valvules sont parfaitement blanches et nacrées. Il contient du sang noir et fluide. De plus, il existe, dans le ventricule droit, un caillot fibrineux se prolongeant assez loin dans les artères pulmonaires. Péritoine normal, sauf un peu de vascularisation rouge cramoisie des dernières anses intestinales.

Dans la fosse iliaque droite, l'extrémité inférieure de l'épiploon, le cœcum, quelques anses intestinales, le mésocolon transverse et l'utérus réunis par des adhérences, forment une petite poche contenant l'ovaire et la trompe. Au mi-

lieu des adhérences du mésocolon tranverse et de l'utérus, se voit une masse
caséeuse, verdâtre, de la grosseur d'une noix. Dans la paroi postérieure de l'uté,
rus existe une sorte d'infundibulum pouvant admettre l'extrémité du petit
doigt. Il est rempli aussi par une matière caséeuse, jaunâtre à pourtour noir.
Le tissu utérin est dur, de couleur gris rosée. Enfin les ganglions mésentériques
sont hypertrophiés.

Examen microscopique du cœur. — Fibres musculaires bosselées, hyalines ou
granuleuses. Néoplasme intra-fibrillaire formé de tissu conjonctif et fibreux, en-
tremêlé de cellules ; les unes fusiformes à noyaux brillants, les autres ovalaires
avec contenu granuleux. On voit aussi, entre les fibres musculaires, de vastes
amas de cellules rondes grisâtres. Les vaisseaux sont oblitérés par le boursouf-
flement de la membrane interne. Le néoplasme périartériel est surtout fibreux.
Il existe quelques fibres saines, plus larges que les autres. Dans les coupes
transversales les fibres musculaires enveloppées par le néoplasme ressemblent
à des pieux dans du pilotis.

Une femme au 14ᵉ jour de couches, après avoir présenté
des phénomènes de métro-péritonite limitée se lève alors que
tout symptôme inflammatoire a disparu depuis plusieurs
jours. A ce moment, elle est prise de syncope et meurt. L'autopsie ne révèle que deux noyaux enkystés : l'un dans le péritoine, l'autre dans l'utérus. Vouloir imputer la mort subite
à de si petites lésions ou à une infection puerpérale qui, en
14 jours aurait produit si peu de ravages ne me paraît guère
possible. La mettra-t-on sur le compte d'une thrombose de l'artère pulmonaire ? Bien des auteurs seraient peut-être de cet
avis. Mais, à l'exemple de MM. Lancereaux et Vulpian, je
crois qu'il vaut beaucoup mieux attribuer la thrombose à la
lésion du myocarde et considérer la mort comme le résultat
de l'arrêt du cœur provoqué par la myocardite.

Obs. VII. — La nommée Marie G..., âgée de 18 ans, primipare, domestique,
entre, le 18 novembre 1873, à la maternité. Cette fille d'apparence chétive n'a
rien offert de particulier, dit-elle, pendant tout le cours de la grossesse Le 20,
elle se présente à la salle de travail pour un peu d'hémorrhagie. Le col est
effacé, ramolli, entr'ouvert. A 0,02 cent. du bord libre on touche le placenta.

Les membranes sont intactes et c'est la tête qui se présente. Le 22, à 6 heures, les douleurs se déclarent faibles et rapprochées. La perte sanguine est peu abondante. Le 23, à 10 heures 1|2 du matin, la dilatation est complète et à midi l'accouchement se termine par la naissance d'un garçon à terme et vivant. Un peu après la parturition, cette femme éprouve une légère syncope. Le placenta tarde à se détacher. Il sort des caillots par la vulve, ce qui décide à faire la délivrance artificielle de l'arrière-faix.

Le 24, la face est pâle, les yeux excavés, le pouls petit, lent, dépressible, le ventre souple, non douloureux, l'utérus contracté. La perte est peu abondante. A l'auscultation, l'impulsion cardiaque est faible. Léger bruit de souffle à la pointe et au premier temps. Le 25, à 5 heures du matin, cette femme est prise d'une syncope et meurt.

Autopsie faite le 26 au matin. Péritoine sain, utérus encore volumineux, présentant, à 0,02 cent. du bord libre du col, les traces de l'insertion placentaire. Légère congestion de la partie postéro-inférieure des deux poumons. Cœur flasque, jaune pâle, friable. Rien au péricarde, rien à l'endocarde.

Examen microscopique du cœur. — Fibres granuleuses, opaques, comme tomenteuses. Entre les faisceaux de fibres et même entre les fibrilles, amas de tissu cellulaire et fibreux, contenant des cellules fusiformes à plusieurs noyaux brillants et des cellules rondes granuleuses. Dans d'autres points, le néoplasme est par plaques. Il contient, en outre, des corpuscules graisseux. Quelques vaisseaux, oblitérés par les globules sanguins, sont enveloppés par une gangue néoplasique assez abondante. Quelques fibres sont hyalines, bosselées et présentent, de distance en distance, des amas de matières granuleuses. J'ai trouvé, cependant, un certain nombre de fibres saines, surtout dans le ventricule gau-che. Elles étaient plus larges, très-bien striées et se voyaient, d'ordinaire, au milieu des fibres granuleuses, tandisque celles-ci se trouvaient à côté du néoplasme.

La mort subite ne saurait être attribuée aux hémorrhagies résultant de l'insertion placentaire dans le voisinage du col, puisqu'elles avaient cessé depuis la veille. Ce n'est pas non plus l'infection puerpérale : le pouls était bien petit, un peu fréquent, mais c'était là les seuls symptômes. A l'autopsie tous les organes étaient sains, sauf le myocarde, c'est donc à lui qu'il faut attribuer la mort. Voudrait-on mettre celle-ci sur le compte d'une syncope à laquelle cette femme était prédisposée par les hémorrhagies antérieures ? Mais pourquoi alors le cœur n'a-t-il pas repris ses contractions ?

Obs. VIII. — La nommée Flavie B... multipare, âgée de 39 ans, n'a rien présenté de particulier dans le cours de ses deux premières grossesses. Depuis trois mois, elle était retenue en prison, sous la double accusation d'adultère et de tentative de meurtre. Pendant tout ce temps, dit-elle, elle a éprouvé de violents maux d'estomac. Le 13 août 1874, à 4 heures du soir, elle est évacuée sur la maternité. A son entrée, cette femme est amaigrie, pâle, souffreteuse. Le pouls est fréquent dépressible. Il n'y a pas de douleur. Le col est effacé, dilaté de 0,02. Pendant le toucher les membranes bombent et on reconnaît une présentation du vertex. Jusqu'au lendemain, cette femme éprouve des nausées et de vives douleurs d'estomac. A midi, les membranes se percent, le col a 0,03 cent., les douleurs sont faibles et rapprochées. Une demi-heure après, la dilatation est complète, la rotation achevée. Une seule douleur termine l'accouchement. Le soir, le pouls est petit, intermittent, dépressible. Impulsion cardiaque faible. On entend deux bruits de souffle : l'un à la base, l'autre à la pointe.

Le lendemain matin à 9 heures cette femme se plaint de se trouver mal. La face est plus pâle encore, le pouls irrégulier, imperceptible et la femme meurt aussitôt.

Autopsie faite le 17 à 10 heures du matin. Péritoine sain, contenant tout au plus 50 grammes de liquide, légèrement sanguinolent. Utérus volumineux de couleur blanc rosée. Foie verdâtre, poumons entièrement sains, sauf un peu de congestion en arrière. Cœur flasque, jaune ocre, très-friable, se déchirant à la moindre pression, surtout au niveau de la mitrale. Il existe là, sur la face antérieure du ventricule gauche, un espace de la grosseur d'une pièce de 50 centimes où le tissu cardiaque de couleur jaune grisâtre est comme réduit en putrilage. Péricarde intact. Valvules saines, sauf une valvule sygmoïde de l'aorte qui présente, seulement, près du bord libre, une petite perte de substance de la grosseur d'une tête d'épingle et taillée comme à l'emporte-pièce. Cette perte de substance m'a paru congénitale.

Examen microscopique du cœur. — La plupart des fibres sont translucides, bosselées, granuleuses de distance en distance. Les fibres franchement granuleuses sont moins nombreuses. On trouve encore quelques fibres saines. Entre les fibres, et surtout entre les faisceaux musculaires, se voient des amas de tissu cellulaire et fibreux entremêlés de cellules irrégulièrement ovoïdes, ovalaires et fusiformes à noyaux brillants ou à contenu granuleux; le tout baigné par un protoplasma finement granuleux. On y voit aussi quelques corpuscules graisseux. Dans d'autres points, le néoplasme est comme réuni par plaques. On trouve encore, entre les fibres, des amas de cellules rondes semblables à des globules blancs. Les vaisseaux, enveloppés par le néoplasme, ont leurs parois internes boursouflées et leur lumière oblitérée par des globules sanguins. Dans la partie ramollie située au voisinage de la mitrale, au milieu d'une masse granuleuse présentant les mêmes caractères que précédemment, on ne rencontre que des débris de fibres granuleuses ou hyalines et un plus grand nombre de corpuscules graisseux.

C'est ici que les partisans de la commotion morale seraient à leur aise. Une femme adultère est prise, au moment où elle dirige la main du meurtrier qui doit la débarrasser de son mari. Laissée en prison pendant trois mois, elle passe un instant à la maternité pour accoucher du fruit de son union coupable et meurt subitement la veille du jour où elle devait rendre compte aux juges de son double crime. Qu'on admette si l'on veut la commotion morale, l'infection puerpérale ou une syncope qu'on attribuera à telle ou telle cause, mais on ne pourra passer sous silence cet état particulier du cœur dont la dégénérescence était si avancée qu'il ressemblait à un fruit trop mûr.

Le nombre d'observations que je possède est peut-être insuffisant pour édifier une théorie, cependant vu la constance des faits que j'ai observés, vu aussi, d'après tous les faits cités plus haut, la fréquence des cas où on a noté une dégénérescence du cœur (1), bien que la mort soit attribuée à telle ou telle cause, en mettant de côté les cas de morts subites

(1) Dans les 79 observations de morts subites que j'ai extraites des auteurs l'autopsie est rapportée dans 59 cas. Si, dans ce nombre, on défalque les morts dites par hémorrhagies, au nombre de 11, plus 7 cas attribués à une lésion du poumon, de la plèvre ou du péricarde, ce qui donne un total de 18, on constate que, sur les 41 autopsies qui restent, 13 fois on a noté une lésion du cœur, c'est-à-dire dans plus du tiers des cas, et cela bien que les recherches n'aient pas toujours été faites de ce côté.

résultant d'une lésion du poumon, de la plèvre ou du péricarde, morts qui lorsqu'elles sont franchement subites, n'ont rien de propre aux suites de couches, en mettant aussi les prétendues morts subites produites par la présence de l'air dans le cœur et les gros vaisseaux, par le shock traumatique, les névroses pernicieuses, la commotion morale, la syncope et l'infection puerpérale, je crois pouvoir conclure, dis-je, que la mort subite après l'accouchement est due : soit à une hémorrhagie, soit à une thrombose de l'artère pulmonaire, soit à la myocardite. Ou mieux encore, puisque l'hémorrhagie produit surtout une mort plus ou moins rapide, puisque d'un autre côté la thrombose de l'artère pulmonaire paraît produite par une dégénérescence du cœur : *la mort subite après l'accouchement est due dans la plupart des cas à la myocardite.*

PATHOGÉNIE

La myocardite a été considérée par les uns comme une conséquence de l'état principal, par les autres, surtout Haussman (1), comme produite par la fièvre puerpérale. Je ne puis me résoudre, je l'avoue, à considérer la myocardite comme le résultat de l'état puerpéral, si on entend par ce mot la gestation et les suites de couches, ou bien encore la fièvre puerpérale, soit que l'on considère cette dernière comme une fièvre de lait, soit, ainsi que le voulait déjà Van Swieten (2), comme une fièvre traumatique. Il me répugne, en effet, d'admettre que la gestation, cet acte physiologique pour lequel la femme a été créée et qui est un des nobles buts de son existence soit toujours pour elle une menace de mort. Eh quoi ! à ce cœur qui nous devons le jour,

(1) Haussman. Zur OEtiologie des Wochenbettfebers. Centrablatt, 1874.
(2) Van Swieten, Aphorismes.

qui nous promet tant de tendresses, qui est l'âme de la mère, qui ne palpite guère que pour nous, nous le tuerions, en venant au monde, nous ne devrions la vie qu'à sa mort ? Pareils à ces êtres placés bien bas dans l'échelle animale et qui, en sortant du sein de leur mère, en emportent jusqu'au dernier soupir. Eux au moins, n'ont plus besoin de mère alors, il n'en est pas de même pour nous. Notre existence est pour un temps, encore, rivé à la sienne, nous avons besoin de son sein pour nous allaiter, de ses caresses pour nous réchauffer, de ses soins incessants pour nous faire grandir et, si la gestation et l'accouchement étaient une cause fatale de dégénérescence du myocarde et par suite toujours une menace de mort, notre naissance serait un contre-sens. Il n'y en a point dans la nature.

Il n'en est plus de même si avec MM. Hayem, Cornil et Ranvier (1), Parrot (2), Jaccoud (3) etc., on l'attribue à la fièvre puerpérale infectieuse, survenant, soit sous forme épidémique, soit sous forme sporadique. On pourrait alors, à l'exemple de M. Hayem, regarder la myocardite, « comme une altération d'origine dyscrasique. » La similitude des lésions trouvées dans d'autres maladies infectieuses, telles que : la fièvre typhoïde, la variole, l'infection purulente et les observations IV, V et VI confirment cette théorie. Il n'en est pas de même de mes deux dernières. Ici, la mort est survenue peu après l'accouchement, alors que tout symptôme puerpéral ne s'était pas encore manifesté. Bien plus les besoins du myocarde ne sont pas toujours proportionnés à la durée de l'infection puerpérale. Les deux observations suivantes semblent du moins le prouver.

Ons. IX. — La nommée Rose B...., âgée de 26 ans, mariée et primipare,

(1) Cornil et Ranvier, Manuel d'Histol. path., t. I.
(2) Parrot, Dict. encycl. des sc. méd. art. Cardite.
(3) Jaccoud, Pathologie interne, t. I.

entre le 9 juin 1875, salle Sainte-Catherine, n° 7, service de M. le professeur Girard. L'accouchement à terme remonte à un mois. Il n'a pas eu des suites heureuses. A l'entrée, on constate, chez cette femme, tous les signes d'une pelvi-péritonite.

Pendant les quinze derniers jours, surtout, qu'elle est restée dans les salles, le pouls a été petit, dépressible, irrégulier et intermittent, parfois dicrote. Il y avait de plus deux bruits de souffle : l'un, très-léger à la base et au premier temps ; l'autre, plus intense à la pointe et aussi au premier temps. La mort arrivée le 12 juillet, c'est-à-dire plus de deux mois après l'accouchement, permit de constater, par l'autopsie, outre les traces d'une ancienne péritonite avec adhérence des anses intestinales, un énorme abcès occupant toute l'étendue du tissu cellulaire intra-pelvien. Le cœur était mou, flasque, décoloré en certains points surtout au niveau des piliers (1). C'est à ce niveau, surtout, que j'ai trouvé un néoplasme intra-fibrillaire assez abondant, composé de cellules fusiformes à un ou plusieurs noyaux, des cellules rondes granuleuses, le tout contenu dans une atmosphère cellulo-fibreuse. Les fibres musculaires étaient granuleuses. Tandis que dans le reste du cœur, soit dans la cloison, soit dans l'épaissenr des parois ventriculaires, les fibres étaient plus souvent saines, parfaitement striées et le néoplasme beaucoup moins abondant.

Obs. X. — La nommée Adèle S...., âgée de 24 ans, domestique et fille mère, entre à l'Hôtel-Dieu le 2 août 1875, salle Sainte-Elisabeth, n° 26. Accouchée depuis trois jours, elle présente tous les signes d'une péritonite et d'une pneumonie du sommet gauche. Le pouls est dépressible, filiforme, dicrote, intermittent. L'impulsion cardiaque est très-faible. Il existe de plus un bruit de souffle à la pointe et au premier temps. Je regrette que l'état de stupeur de cette femme ne m'ait pas permis d'avoir des renseignements sur les phénomènes survenus pendant la gestation. La mort, qui eut lieu le 4 août, à 10 heures du matin, permit de confirmer, par l'autopsie, le diagnostic. Celle-ci révéla, en outre, l'existence d'une myocardite aiguë. Le cœur était flasque, friable, de couleur jaune ocre. Rien au péricarde, rien aux valvules. Dégénérescence granuleuse très-marquée de presque toutes les fibres avec néoplasme intra-fibrillaire très-abondant.

Je ne saurais admettre la théorie de Liebermester (2) qui

(1) Dans tous les cas que j'ai observés il m'a toujours paru que les lésions étaient plus marquées dans l'épaisseur des piliers que dans le reste du cœur.

(2) Liebermester, Deutsches Arch. für Kliniche méd., Anal. in Arch. g. méd. an. 1866.

attribue la dégénérescence du myocarde à l'élévation de la
température, et je ne pense pas qu'on veuille tenir compte de
l'élévation de 1/2 à 1 degré, trouvée par Bærensprung (1) dans
les derniers mois de la grossesse. D'après les faits que j'ai
observés, je serai plus porté à admettre, comme cause de myocardite, les troubles nutritifs Martini) (2), les affections de
l'estomac (Ponfick) (3). Dans les observations VI, VII et VIII,
il y a eu des malaises et même des troubles gastriques plusieurs mois avant l'accouchement. Je passe les hémorrhagies
antérieures, comme le veut L. Perl. Dans l'observation VII, il
y a eu un peu d'hémorrhagie, avant et pendant le travail,
mais, la mort étant survenue deux jours après, il est peu
croyable que la perte sanguine ait eu le temps de provoquer
un myocardite aussi intense. D'après les faits que j'ai pu observer, je serai porté aussi à admettre les causes suivantes
données par Bernheim (4) et Da Costa (5). 1º Les travaux
manuels pénibles, les exercices fatigants (Corvisart). Les
deux femmes des observations V et VII étaient domestiques.
2º Les violentes passions, les émotions vives ou durables et
les chagrins que Morgagni plaçait en première ligne. La femme
de l'observation VIII passe trois mois en prison, sous la double
accusation d'homicide et d'adultère. « Le cœur, dit M. Peter,
est l'aboutissant de toutes les émotions. Le cœur physique est
doublé d'un cœur moral et la fatigue exagérée de celui-ci
produit la dégradation rapide de celui-là. » 3º Les excès de
coït, observation VI. 4º Les efforts d'expiration. Ces efforts,
normaux pendant les deux derniers mois de la grossesse, sont

(1) Baerensprung. Intersuchungen uber die Temperaturverhütuisse, etc.
Muller, arch. für anat. 1851.

(2) Martini. (Beitrag zur pathol. Histol. der quergestrerftex. Muskeln, 1868.

(3) Ponfick. Ueber Pettheiz Berl. Klin. Wochensch, 1873.

(4) H. Bernheim. De la myocardite aiguë. Thèse de Strasbourg, an. 1867.

(5) Da Costa. On strain and over act. of the heart. The Toner lect. et Smith
Misselanesus collect. an. 1874.

d'autant plus prononcés que la femme est de petite taille, ou n'a pas atteint son entier développement, ce qui peut être le cas des observations IV et V, mais surtout de l'observation VII.

5° Le surcroît d'activité du cœur. Ce surcroît d'activité du cœur serait déterminé, d'après P. Mohamed (1), par la forte tension artérielle, forte tension qui existerait, surtout chez les primipares, dans les dernières périodes de la gestation. Les recherches sphygmographiques J. Barnes (2) viennent de confirmer les idées émises par P. Mohamed. D'après M. Peter le surcroît de travail du cœur serait dû à une augmentation de la masse du sang en circulation dans l'état de grossesse. « Le cœur de la femme grosse, dit-il, bat pour deux. »

C'est en réunissant plusieurs des causes admises plus haut qu'on peut, en dehors de l'infection puerpérale, expliquer la présence de la myocardite après l'accouchement.

En résumé, après la gestation, la myocardite peut être attribuée à l'infection puerpérale, ou bien à des troubles fonctionnels antérieurs à l'accouchement. Dans les deux cas où la myocardite était des moins contestables (ob. VII et VIII), il n'y a aucun doute qu'elle remontait à l'époque de la gestation. J'ai omis d'énumérer, dans ce chapitre, les causes qui, en dehors de la grossesse et des suites de couches, peuvent déterminer la myocardite; à l'occasion, on devrait cependant en tenir compte.

SYMPTOMATOLOGIE ET DIAGNOSTIC

J'aurais désiré, dans ce chapitre sur la symptomatologie, pouvoir m'appuyer davantage sur mes propres observations, mais dans les unes, les maladies concomitantes m'ont empêché de démêler ce qui revenait à la myocardite, dans les au-

(1) Mohamed. The etiology of Buglh's disease. Med. chirur. Transact. 1874.
(2) J. Barnes. The indic. afforded by the spgymogr. Trans of the Obst. soc. of Lond. 1875.

tres l'imprévu, la soudaineté de la mort survenant au moment
où on s'y attendait le moins, morts subites dans toute l'acception du mot, ne m'ont pas toujours permis d'observer et
de suivre le signes fournis par le cœur. C'est en passant, et
pour ainsi dire par hasard, que j'en ai parfois noté quelques-
uns. Aussi n'ai-je pas cru devoir attribuer une trop grande
valeur aux symptômes que j'ai pu observer.

La plupart des auteurs, au reste, ne sont guère précis sur
les signes de cette affection. « Reconnaître l'existence d'une
myocardite aiguë, dit M. Maurice Raynaud (1), est toujours
chose extrêmement difficile... La lésion reste souvent latente...
Les signes physiques n'offrent pas plus de netteté que les
symptômes fonctionnels. Pour M. Bernheim « la myocardite
manquant de signes physiques qui lui soient propres et em-
pruntant la plupart de ceux qui l'accompagnent à l'endocardite, le diagnostic, ajoute-t-il, est souvent impossible. »
M. Parrot (2) « reconnaissant qu'au milieu des états morbides
différents, qui donnent naissance à la myocardite aiguë et
dont les symptômes dominent complètement la scène morbide, il est impossible de faire la part des symptômes que
provoque l'inflammation du myocarde... proclame franchement son ignorance sur ce point de pathologie. » L'auteur,
qui a fait la partie pathologique du mot *cœur*, dans le dictionnaire encyclopédique des sciences médicales, s'exprime ainsi
au sujet du ramollissement de cet organe, observé dans les
pyrexies, « En dehors des cas suivis d'autopsie et de ceux où
les altérations sont assez avancées pour se révéler par des
signes physiques, on manque d'un criterium à l'aide duquel
on puisse dire : tel malade est touché jusqu'au cœur, tel autre ne l'a pas été. » Nous ne sommes donc guère plus avancé

(1) M. Raynaud. Dict. méd. et chirurg. prat., art. Cœur.
(2) Parrot. Dict. encyc. des sc. méd., art. Cardite.

que Sénac lorsqu'il disait, en 1749, au sujet de l'inflammation de cet organe : « ce qu'on peut reprocher à un tel détail, c'est qu'il ne renferme que des objets qui sont très-cachés, il n'y a que la mort qui puisse lever le rideau qui les couvre. »

Il faut le reconnaître, cependant, quelques auteurs ont essayé de découvrir les signes fournis par le myocarde enflammé et c'est, grâce à leurs travaux, surtout, que je vais tenter d'esquisser la symptomatologie de cette affection.

D'après Bernheim la matité précordiale reste normale. Freidreich (1), au contraire, a constaté une augmentation de matité transversale du cœur bien que souvent on ait noté une diminution du volume de cet organe.

L'impulsion cardiaque est moins distincte. Freidreich et Bamberger (2), regardent même ce symptôme comme un des plus constants. D'après MM. Lancereaux (3), Maur. Raynaud et Hayem, l'impulsion cardiaque est irrégulière et affaiblie. Parfois cette faiblesse est progressive, d'autrefois brusque : elle disparaît, alors, d'abord à la pointe et à gauche. (Stokes) (4). L'impulsion peut même être nulle (Sobeinheim (5) et Jaccoud), ou à peine sensible (Niemeyer) (6). Ou bien les battements du cœur sont normaux (Salter) (7) même plus énergiques (Simonet (8) et Raikem) (9). Le rhythme des contractions est souvent irrégulier, soit d'une manière permanente, soit par

(1) Freidrich. Krank. des Herzens. Handb. der spec. path. a. Ther Erlangen, 1867 et in Virch. Handb. V. 2, 1861.

(2) Bamberger, Lehrb. der Krankh der Hergens, 1857.

(3) Lancereaux. Atlas d'anat. pathol.

(4) Stokes. The diseases of the Heart, etc. Dublin 1854, trad. par Senac.

(5) Sobernheim, Prakt. Diagn. der inner. Krankh. Berlin, 1837.

(6) Niemeyer. Pathol. interne.

(7) Salter cité par Bernheim.

(8) Simonet. Thèse sur card. part. et génér., Paris, 1824.

(9) Raikem, cité par Bouillaud. In Traité clinique des mal. du cœur.

instant (Hamernyk) (1). MM. Desnos et Huchard (2) ont divisé la marche de la myocardite aiguë en deux périodes. Dans la première qu'ils appellent « période excitative du cœur » le choc précordial est très-fort, les battements sont tumultueux ; dans la deuxième « période d'affaiblissement du cœur», le choc précordial, peu perceptible au doigt, est remplacé par une légère ondulation. »« Tremblement du cœur » de Lancisi. Dans les observations VI. VII, VIII et X, j'ai noté la faiblesse de l'impulsion cardiaque, faiblesse qui dans l'observation VIII avait succédé à une impulsion assez forte. Dans toute l'impulsion était plus marquée vers la partie médiane du cœur.

Pour les bruits, les variations sont encore plus grandes. Ils sont sourds et faibles, mais nets (Hezfelder (3) et Oppolzer) (4), ou confus (Jaccoud), ou faibles seulement (Hayem). Le premier et le second bruit sont convertis en un simple claquement (Hope) (5). Dans l'observation VI c'était seulement le second. Le premier bruit systolique est presque toujours affaibli. D'autres fois il disparaît complètement, tantôt à gauche, tantôt des deux côtés (Stokes). Le plus souvent il est remplacé par un bruit de souffle à la pointe (Hayem (6) et Jaccoud). C'est ce que j'ai noté dans les observations VII et X. D'après Demme (7), ce bruit de souffle disparaîtrait avant la mort. Ce bruit de souffle serait dû, d'après Freidreich, Demme et Stein, à une insuffisance de la valvule mitrale. Si, comme j'ai cru l'observer, la myocardite débute et se trouve toujours plus accentuée dans l'épaisseur des muscles pupillaires,

(1) Hamernyk. OEstern. Jahrb. 1843, Jul.-Aug.

(2) Desnos et Huchard. Des compl. card. dans la var. et not. de la myoc. variol. Un. med. 1870.

(3) Herzfelder, Wiener Jeitschr., 1860.

(4) Oppolzer's, Vorles, über spec. Path. Erlangen, 1866, 1er fasc.

(5) Hope, Discus of the heart, 1832.

(6) Loc. cit. et Etudes sur les myos. symp. Arch. phys. an. 1870.

(7) Demme, Schweiz. Zeisschr, I, 1, 2; 1862.

on pourrait peut-être ainsi expliquer l'insuffisance relative des valvules. D'autres fois, le premier temps est sourd, le deuxième dédoublé, d'où des intermittences et des irrégularités (Hayem). Quelquefois enfin, il n'y a pas de souffle (Stein) (1). Dans la période d'affaiblissement il existerait, d'après MM. Desnos et Huchard, un léger bruit de souffle au premier temps et à la pointe. Dans la plupart des cas, deux souffles : l'un à la base, l'autre à la pointe. Je n'ai observé un double bruit de souffle que dans les observations VI, VII et IX. Dans cette dernière observation, j'ai constaté que le bruit de souffle de la base était moins marqué et plus moelleux que celui de la pointe.

L'état du pouls est tout aussi variable. Il est faible (M. Raynaud), tremblant (Corvisart), petit, intermittent, irrégulier (Jaccoud), d'une exiguité croissante (Kreysiz (2) et Demme), souvent dicrote (Stokes et Hayem). D'après Hope (3) et Demme, il y aurait désaccord entre le pouls cardiaque et le pouls artériel. D'après MM. Desnos et Huchard, dans la première période, le pouls serait violent et régulier ; faible et irrégulier dans la deuxième. Pour mon compte, je l'ai trouvé petit, dépressible, intermittent dans les observations VIII, IX et X, irrégulier dans l'observation IX, dicrote dans les observations IX et X.

En dehors des symptômes fournis par le pouls et le cœur, on a observé encore, une douleur précordiale, avec sensation d'engourdissement, pouvant s'étendre jusqu'à l'épigastre et l'épaule gauche. Cette angoisse serait souvent soulagée, d'après Sobernheim, par la pression de la main ou les fortes inspirations. On a observé encore l'oppression, les syncopes, les palpitations, la dilatation des pupilles, la céphalalgie, les

(1) Stein, Untersuchugen über Myokard, Munich, 1861.
(2) Kreysig, Die Krankh, des Herzens, 1815-1817.
(3) Hope, Diseas of the heart, 1832.

hallucinations, les rêves pénibles, les vertiges, les convulsions, la cyanose des extrémités et de la face, et d'autres symptômes produits aussi, soit par la gêne de la circulation pulmonaire, soit par l'ischémie artérielle de l'encéphale.

Ainsi qu'on vient de le voir, la symptomatologie de la myocardite aiguë est loin d'être parfaitement établie, et, par suite, les signes qui doivent la faire reconnaître ne sauraient être précisés encore. Cet embarras augmente, si l'on songe que les symptômes attribués à la myocardite peuvent être le résultat, d'après Shapter (1), de troubles cardiaques purement nerveux; si l'on songe que Fritsch (2) a constaté, chez les femmes en couches, un souffle accompagnant le premier bruit du cœur et même un dédoublement du second bruit, phénomènes qui seraient dus aux modifications de la pression sanguine dans la circulation pulmonaire; si l'on songe, enfin, que les symptômes de la myocardite peuvent être les mêmes que ceux de l'endocardite inflammatoire et ulcéreuse MM. Charcot et Vulpian (3), Vast (4), Vaille (5), J. Simon (6) et surtout, les mêmes que ceux présentés par l'endocardite puerpérale (Martineau (7) et Decornière (8).

J'ai observé le fait suivant :

Obs. XI. — Le 24 janvier 1874, après 30 heures de travail, avait accouché à la maternité une primipare, la nommée Marie G..., âgée de 20 ans. Le 6 février le pouls devint un peu fréquent, cependant le ventre était souple, non douloureux, les lochies persistaient. Le 7, le pouls est fréquent, dépressible, la peau

(1) Shapter. Notes and observ. on diseases of the heart. Lond. Churchill, 1874.

(2) Fritsch, Bemerkungen Fur Path. und Phys. des circul., etc., Arch. für Gyn., t. VIII, 1875.

(3) Charcot et Vulpian, Mém. soc. de Biol. 1861, et Gaz. méd., juin 1862.

(4) Vast. Endocardite ulc., thèse Paris, 1864.

(5) Vaille. Rhumat puerp., thèse Paris, 1867.

(6) J. Simon. Malad. puerp. (End. ulc.), th. conc. 1868.

(7) Martineau. Des Endocardites, th. conc. 1866.

(8) Decornière. Essai sur l'endocardite puerp., thèse, Paris, 1869.

moite, le ventre ballonné, un peu douloureux, la langue rouge à la pointe. Il y a eu un peu de délire, la nuit. Légère surdité. Les lochies et la secrétion lactée ont disparu. Les battements du cœur sont accélérés et comme sous l'oreille. Le premier temps est un peu soufflant, surtout à la base, ou plutôt sourd et comme prolongé. Le 8, état idem, quelques épistaxis, langue sèche. Le 9, pouls toujours fréquent, dépressible, irrégulier. L'impulsion cardiaque est plus faible, il existe deux bruits de souffle au premier temps : l'un à la base, l'autre à la pointe. La respiration est pénible, haute, la face un peu congestionnée. Incontinence d'urine. Les jours suivants la respiration devient plus anxieuse, la congestion de la face augmente, le pouls se ralentit : il devient irrégulier et intermittent. Enfin la malade, plongée dans le coma, mourut le 14 février.

A l'autopsie faite le 15, je trouvais outre les traces d'une métro-péritonite et une forte congestion des poumons, les lésions suivantes du côté de l'endocarde. La face interne des ventricules a perdu son poli, elle est d'un rouge assez intense. Au niveau des valvules l'endocarde est épaissi, comme infiltré. L'injection, beaucoup plus marquée, lui donne l'aspect granuleux de la fraise. On observe, surtout cette injection, au niveau des valvules mitrale et triscuspide, tant sur les cordons tendineux que sur les valves. Le maximum d'intensité existe sur la face ventriculaire des valvules sygmoïdes, tandis que la face artérielle est presque saine.

Qu'on joigne encore aux difficultés du diagnostic les troubles de l'appareil circulatoire, déterminés par la fièvre puerpérale et ses nombreuses manifestations, par l'anémie résultant des hémorrhagies produites pendant la gestation et l'accouchement, et l'on s'aperçoit que la prédiction de Laënnec (1) n'a guère été démentie. « Il n'est pas probable, disait-il, en parlant de l'inflammation du myocarde, que l'auscultation en fournisse des signes certains. » Les nombreuses recherches entreprises sur ce sujet nous permettent d'espérer encore; mais, pour le moment, nous nous voyons contraint à répéter encore avec M. Parrot, au moins pour la myocardite puerpérale, « qu'il est nécessaire de faire appel à la sagacité des cliniciens pour combler cette lacune. »

(1) Laennec. Auscul. méd.

ÉPOQUE DE LA MORT SUBITE.

D'après Trousseau (1), la mort subite après l'accouchement surviendrait vers le deuxième ou le troisième septénaire qui suit la parturition. D'après les faits que j'ai pu observer, on voit que telle n'est pas la règle. Sur cinq femmes, une est morte vingt heures après (obs. VIII); deux au milieu du premier septénaire (obs. IV et VII); une au milieu du second septénaire (obs. V), et celle qui succomba le plus tard, à la fin du même septénaire (obs. VI). Le nombre de faits que je possède est sans doute insuffisant pour décider si, suivant la cause, la mort arrive plus ou moins tard après l'accouchement. Cependant si on osait se prononcer, on pourrait dire que la myocardite, produite pendant la gestation par des troubles fonctionnels, peut causer la mort dans le commencement du premier septénaire (obs. VII et VIII); tandis que, pour la myocardite, résultant de l'infection puerpérale, la mort survient dans le cours du deuxième septénaire, ou mieux pendant la convalescence (obs. V et VI), ce qui est conforme avec ce qu'ont déjà observé MM. Hayem, Desnos et Huchard, pour la fièvre typhoïde et la variole. Elle pourrait survenir aussi en pleine fièvre puerpérale (obs. IV), ce qui pourrait s'expliquer, dans ce cas, en faisant remonter le début de la myocardite à la gestation.

La gravité de l'épidémie aurait-elle quelque influence sur la fréquence de la mortalité? Ceux qui, à l'exemple de Hervieux, admettent comme « vraie cause de la mort subite le principe toxique, » doivent dire comme lui : « Plus ce principe toxique s'exalte, plus son action sidérante est fréquente. » Un coup d'œil jeté sur le tableau suivant où j'ai indiqué, tous les mois, le nombre de femmes mortes de suites de couches à la Maternité de Marseille, montre que les cas de morts subites

(1) Trousseau, Cliniq. méd.

dues à la myocardite, produites par la fièvre puerpérale, ne se trouvent pas dans les mois les plus désastreux, et que même si on ne tient compte que du nombre des décès, et, par suite de l'intensité de l'épidémie, ces cas se trouvent, deux fois sur trois, dans les mois où la maladie va en décroissant.

	Janv.	Fév.	Mars	Avril	Mai	Juin	Juillet	Août	Sept.	Oct.	Nov.	Déc.
An 1872	2	0	2	0	3	2	3	1	2 +	1	2	0
1873	0	11	2	6	3	3	0	1	2	3	4 +	4 +
1874	5	4 +	3	1	4	1	0	1 +	0	0	0	2
		Obs. VI						VIII	IV		VII	V
		F.P.						F.P.				F.P.

Mais, je le répète, il faudrait, pour décider ces questions, un nombre d'observations beaucoup plus considérable que celui que je possède.

CAUSES DE L'ARRÊT DU CŒUR.

D'après M. Hayem, « la mort subite serait due à l'anémie du cœur, résultant, par suite de l'endartérite, de l'arrêt du cours du sang dans un grand nombre de petits vaisseaux, et cela dans des points quelconques des parois du cœur. » Sans discuter ici si l'on doit admettre, et dans quelle mesure, l'ancienne théorie de Senac et d'Haller (1), qui regardaient le sang comme l'excitant du cœur, opinion qui vient d'être ravivée par MM. Brown-Sequard (2 et Lannelongue (3), je me demande si l'anémie seule du cœur peut expliquer l'arrêt de cet organe, puisque Panum (4) a pu injecter les artères coronaires sans arrêter les contractions du cœur, et comment il se fait alors que, dans certains cas, par exemple dans l'observation VIII, où l'absence de suc nourricier, allait en

(1) Haller, Élémenta physiologiæ, Lausanne, 1757-1766.
(2) Brown-Sequard. On the Cause of the Beatings of the Heart. Exp. res. appl. Phys. and Path. 1863.
(3) Lannelongue. Circul. vein. des parois auricul. du cœur, th. Paris, 1867.
(4) Panum, Exp. Unters. zur Phys. and path. Des Embol., Berlin, 1864.

certains points jusqu'à la désorganisation, à une sorte de ramollissement semblable à celui du cerveau, comment il se fait, dis-je, que l'anémie a pu, dans ce cas, être portée si loin avant de causer la mort, alors que, dans d'autres cas, cette même anémie était beaucoup moins marquée?

Dans une séance de la Société de biologie, M. Tarchanoff (1) reprenant les expériences de MM. Goltz (2), B. Sequard (3), Vulpian (4), déduit de ses propres recherches que l'irritation d'un organe de l'abdomen enflammé se transmettrait par action réflexe du sympathique au pneumogastrique, lequel produirait un arrêt du cœur, et par suite la mort (5). M. Ranvier, répondant à cette communication, dit que, « dans la fièvre typhoïde, la lésion cardiaque est insuffisante pour expliquer la mort, mais qu'on l'explique, alors, par un simple déplacement du malade, par les soins un peu trop brusques qui agiraient sur l'intestin (ou l'organe abdominal lésé), de la même façon que dans les expériences de M. Tarchanoff. » Comme le fait observer avec raison M. Hénocque, « il faut distinguer la syncope de la mort subite. Or, dans les expériences précédentes, on produit seulement une syncope, et pas toujours la mort. » De plus, pourquoi, dans les observations VII et VIII, cette sensibilité du grand sympathique n'a-t-elle pas été mise en jeu pendant l'accouchement, alors que ces femmes se livraient à tous les mouvements habituels aux femmes en travail? alors que, par suite de leur impatience, les soins qu'on leur donnait manquaient quelquefois

(1) Tarchanoff, Soc. de biol., sc. du 20 mars 1875.
(2) Goltz, Arch. Virch. Bd. XXI.
(3) B. Sequard. Arch. de méd., an. 1856.
(4) Vulpian, Mém. Soc. de Biol. an. 1863
(5) On pourrait expliquer ainsi les cas de morts subites survenus à la suite des injections intra-utérines, surtout, en admettant la coexistence d'une myocardite puerpérale.

peut-être de cette douceur philosophique qu'exige tout être souffrant, tandis qu'elle s'est réveillée deux ou trois jours après, pendant que ces femmes reposaient dans leur lit? Certes, il n'a pas dû se donner grand mal, le grand sympathique, pour arrêter le cœur de Flavie B..., ce cadavre ambulant, dont la dégénérescence fibrillaire était si avancée qu'elle allait, en certain point, jusqu'à la désorganisation.

Pour mon compte, je n'ose me prononcer et dire si la mort est produite par l'anémie du cœur, par l'irritation du grand sympathique, ou peut-être par l'anémie cérébrale, ou mieux bulbaire résultant de la gêne qu'éprouve le cœur à se contracter, anémie qu'augmenterait encore certaine position de la malade, ou certaine impression morale, et qui entraînerait ainsi, pour un moment, la cessation de l'action du cerveau sur les nerfs du cœur, et, par suite, l'arrêt de cet organe dont les fibres altérées ne pourraient plus alors retrouver leur contraction. Je me contente de l'explication suivante donnée par Aran (1) : « Les anatomistes ne se rapportent pas assez à cette espèce de solidarité des cavités homologues du cœur, à leur simultanéité de contraction, qui fait que l'accomplissement de l'acte circulatoire dans la cavité aux parois malades est facilitée par l'accomplissement de l'acte identique dans la cavité du même nom, dont les parois ont conservé leur structure normale. Il est très-rare, en effet, d'observer des altérations assez profondes, portant au même degré sur les deux côtés du cœur, et le fait le plus commun, c'est l'irrégularité d'altération, alors même que la maladie a frappé sur les deux côtés à la fois. »

« Ce fait bien établi, il est facile de comprendre toute l'influence fâcheuse des altérations de la substance musculaire,

(1) Aran, Rech. sur les mal du cœur et des gros vaiss. comme cause de morts subites, Arch. de méd., t. IX.

quand ces altérations ont pour résultat d'affaiblir la puissance active de l'organe de propulsion du sang, et l'on s'explique comment des affections, telles que le ramollissement, la surcharge et la dégénérescence graisseuse, les dégénérescences tuberculeuses, cancéreuses, etc., du cœur, peuvent devenir causes de morts subites, lorsque la puissance active se trouve, dans un moment donné, et par des circonstances particulières, inférieures à la résistance représentée par la masse du sang à mouvoir. »

PROPHYLAXIE.

Si, en présence de cette mort subite et inattendue, il ne reste plus au médecin qu'à partager la consternation des personnes qui entourent le corps inanimé de celle qui, un instant auparavant, paraissait pleine de santé, ou dont l'état de maladie, du moins, ne faisait point soupçonner une terminaison si déplorable, il lui est peut-être possible, pendant la gestation et après l'accouchement, de parer à cette triste et redoutable éventualité. Pour tendre à ce but, il y a des moyens qu'il faut éviter et d'autres qu'il faut mettre en pratique.

On a proposé contre les complications de la grossesse et les manifestations de la fièvre puerpérale une longue liste de médicaments que je ne prendrai pas la peine d'énumérer. Je crois seulement devoir signaler, et cela sans constater leur plus ou moins grande valeur, ceux qui peuvent avoir sur le cœur une influence nocive, soit directe, soit indirecte, m'appuyant surtout, à cet effet, sur l'autorité incontestée de M. le professeur Gubler (1).

De ce nombre sont : le sous-carbonate de potasse (Huter et

____

(1) Gubler. Comm. du Codex. 2ᵉ édit.

Tomassi (1) et son chlorate (Sympson), l'ammoniaque en injections (Tylor Smith (2), le calomel (3), et les frictions mercurielles (Velpeau (4). Tous ces médicaments, longtemps prolongés, produisent une hypoglobulie qui pourrait provoquer la syncope, et, par suite, la mort subite. J'en dirai tout autant des saignées, surtout généreuses, que Guder, au dire d'Ozanam (5), pratiquait « pour apprivoiser le mal ». Une autre classe de médicaments, par ses effets stupéfiants, abincitants du système nerveux, comme dit M. Gubler, pourrait aussi occasionner la mort ; tels sont : le camphre (Pouteau) (6), quelquefois même à faible dose (Trousseau), la térébenthine (Breman et Douglas (7), le bromure de potassium et les injections morphinées (Kormann (8). Les efforts de vomissement pourraient provoquer un arrêt du cœur, et peut-être même une rupture de cet organe, si la myocardite était trop avancée ; c'est pour ce motif que je signale, pour en proscrire l'emploi : le sulfate de zinc (Enigton (9), l'acide chromique (Delpech (10) l'ipéca (Trousseau), et l'émétique (Doucet (11). De plus, ces médicaments, au moins les derniers, peuvent avoir une action active sur le cœur, diminuer ses contractions, et aller même, quelquefois, jusqu'à l'arrêt de cet organe, propriété qui les rapproche de l'acide phénique (R. Lée (12), de la vératrine

(1 Huter et Tomassi, Handb. d. alley, und spen, chirur., ton Pivta, Bitoth, vol. II.

(2) Tylor Smith, Obs. Transact. XI.

(3) Bradley, 1814, cité par L. Churchil.

(4) Velpeau, Arch. de méd. an. 1829.

(5) Ozanam, Hist. méd. des mal, puerpérales, 1835.

(6) Ponteau. Hôtel-Dieu de Lyon, 1759.

(7) Breman de Dublin, 1814 et Douglas. Dublin, Horps. Reports, vol III.

(8) Kormann M. für G. vol. XX. XII.

(9) Enigton. Du sulfate de zinc dans la fièvre puerp. Gaz. des hôp. 1856.

(10) Delpech, cité par Hervieux.

(11) Doucet, Journal de médecine an. 1782, t. LVIII.

(12) R. Lée. On puerp. fever Bristish méd. Journal 1875.

(Barker, Elliot et Gruenewalt (1), du sulfate de quinine (Baudelocque (2), surtout à dose toxique Beau (3), et de la digitale. Je crois devoir proscrire aussi l'usage du chloroforme pendant l'accouchement, (Simpson et Campbell (4), afin d'éviter une mort subite durant le travail ou peu de temps après. La douleur, fait observer M, le professeur Depaul, est un élément nécessaire, pendant le travail, et c'est lui qui, bien souvent, guide l'accoucheur sur sa marche. Son emploi doit être rejeté de la pratique ordinaire des accouchements, soit que l'on ait recours à l'anesthésie chirurgicale (Depaul), soit comme le fait M. Campbell, que l'on s'arrête à l'anesthésie obstétricale, « le chloroforme à la reine, » dit M. le professeur Pajot (5). J'en dirai tout autant du chloral comme anesthésique, qui a été proposé par Lambert (6) et M. Chouppe (7), puisque ce médicament peut aussi, d'après MM. les professeurs Guhler et Vulpian (8), provoquer une paralysie du cœur.

Contre le ramollissement du cœur, Stokes a proposé les toniques, le fer, et surtout l'alcool. MM. Desnos et Iluchard conseillent la caféine. Cependant, d'après Leven (9), ce médicament exciterait d'abord les contractions du cœur, puis produirait la fatigue de cet organe. Boyer (10) vient de vanter

(1) Barker, Elliot et Gruenewalt. Cités par Carl. Schröder.

(2) Baudelocque. Traité de la péritonite puerp. 1830.

(3) Beau, an. 1851.

(4) Campbell. Journal de Therap. n⁰ 3 et 4 an. 1874.

(5) Pajot. Le Clorof. dans les accouch. nat. consid. au point de vue sc. et prat. Annales de Gynec. 1875.

(6) Lambert. Edimb. méd. Journal 1870 et Edimb. Obst. Trans. t. II.

(7) Chouppe. De l'emploi du chloraf. comme anesth. dans l'accouch. A nn. de Gyn. 1875.

(8) Vulpian. Cours de la Faculté, an. 1874.

(9) Leven. Arch. de physiol. an. 1868.

(10) Bouyer. De l'empl. des prép. arsen. dans le trait. des mal. du cœur. Mouv. méd. n⁰ 11.

l'usage de l'arsenic, ou plutôt du lait arsénié, et Seiler (1), le fer associé à la digitale. Il faut attendre, à mon avis, que ces deux médications aient produit des résultats confirmés. J'en dirai tout autant de l'électricité; que l'on emploie les courants induits (Duroziez, ou les courants continus (Onimus (2). Quant à l'hydrothérapie, qui, entre les mains de M. Fleury (3), aurait produit de bons effets dans les cachexies cardiaques, la gestation et les suites de couches sont une contre indication à son emploi.

Il est maintenant une question beaucoup plus grave qui se présente ; la myocardite étant reconnue, pendant les derniers mois de la grossesse, peut-on et doit-on provoquer l'accouchement, afin d'empêcher cette affection de s'aggraver et causer plus tard la mort subite?

Lorsqu'en 1827, Costa (4) consulta l'Académie de médecine pour savoir si, dans une affection organique du cœur ou des gros vaisseaux, donnant lieu à des accidents généraux de dyspnée, de suffocation, de syncope, et compromettant à la fois la vie de la mère et la vie de l'enfant, on pouvait provoquer l'accouchement avant terme, l'Académie répondit, par l'entremise de Capuron (5), « qu'il n'existe aucun cas où il soit permis de provoquer l'accouchement avant terme, chez une femme. »

Cette décision ne fut pas acceptée sans conteste. M. le professeur Stoltz, qui, un des premiers, s'est élevé contre cet arrêt, dit, dans son article sur l'accouchement provoqué (6). « L'ac-

(1) Seiler. Zur diog. und ther. des hyd. Deust. ark. f. Klin. méd. XV.
(2) Onimus. Traité d. élect. médic.
(3) Fleury. Traité d'hydrothérapie.
(4) Costa. Acad. de méd. an. 1827.
(5) Capuron. Journal de méd. t. 98 an. 1827.
(6) Stoltz. Dict. de méd. et de chirurg. pratiques, art. accouch. provoqué.

couchement avant terme peut être provoqué, lorsque des accidents ou des maladies, surviennent pendant les derniers temps
de la grossesse, capables de compromettre la vie de la femme
et celle de son enfant, et qui pourraient être écartés par l'expulsion du produit de la conception. »

Il est admis aujourd'hui que l'accouchement prématuré artificiel peut être légitimé par l'existence de vomissements
incoërcibles, une rétroversion utérine, un excès de volume
de l'utérus, l'éclampsie, les hémorrhagies ou un bassin vi-
cié. Quand aux affections cardiaques, les traités d'accouchement sont muets sur cette question. On trouve seulement ce
passage dans Cazeaux (1) : « Les anciennes maladies du cœur,
qu'elles consistent dans une hypertrophie de l'organe, ou
simplement dans une altération des valvules, ou un rétrécissement des ouvertures, sont trop souvent, ainsi que l'a dé-
montré Aran, causes de mort subite, pour qu'elles n'offrent pas,
pendant le travail quelques indications spéciales. Il me paraît
très-imprudent de laisser la période d'expulsion se prolonger
longtemps chez ces malades, et la terminaison artificielle du
travail me semble devoir être pratiquée. » Pour ce qui con-
cerne la période de travail, que l'accouchement soit provoqué, ou qu'il soit à terme, je suis entièrement de l'avis de
Cazeaux.

Mais revenons à l'accouchement prématuré artificiel. M. de
Soyre (2), faisant un peu allusion à la demande de Costa, dit :
« Toutes les fois que, dans le cours d'une grossesse, la mère
est prise d'accidents graves qui menacent sa santé, si l'enfant
a dépassé le terme de sept mois, ou mieux sept mois et demi,
l'accoucheur est autorisé à pratiquer l'accouchement prématuré artificiel. »

La question des affections cardiaques ne se trouve pas pré-

(1) Cazeaux. Traité théor. et prat. de l'art. des accouch. 1867.
(2) A. de Soyre. Dans quels cas il est ind. de prov. l'avort. th. conc. 1875.

cisément spécifiée ; le serait-elle qu'il faudrait attendre l'arrivée des accidents graves. C'est à M. Duroziez (1) qu'on doit, après Costa, de s'être occupé sérieusement de cette question. Voici les conclusions de cet auteur : « Nous pensons que, chez toute femme atteinte de maladie gravè du cœur, n'y eût-il pas de symptômes généraux, l'accouchement provoqué à sept mois et demi doit se dresser devant la responsabilité du médecin, qui ne peut se dérober à ce grave moyen que par des soins exceptionnels donnés à la femme. Le médecin doit savoir que la femme peut mourir subitement. Sans doute, c'est là une exception, mais elle est effrayante. »

Devant cette redoutable perspective de voir les femmes atteintes de myocardite, succomber peu après l'accouchement, comme dans les observations VII et VIII (et je ne parle pas ici de la possibilité de la mort subite pendant le travail, soit à la fin de la gestation), je me demande si l'accouchement prématuré artificiel, lorsque la myocardite est parfaitement établie, n'est pas, pour l'accoucheur, un devoir ? Ne l'a-t-on pas autorisé déjà pour d'autres complications de la grossesse ? La gravité des accidents légitime, dit-on, l'opération. Mais cette mort qui survient tout à coup, de ce qu'elle arrive bien souvent sans grands apparats, n'en est-elle pas moins terrible ? Est-ce la mise en scène ou le dénouement qu'il faut considérer ? Dans un rétrécissement du bassin, les symptômes fournis avant le travail ne sont guère alarmants, et cependant, dans ce cas l'accouchement avant terme est permis. Me répondra-t-on que l'enfant doit être conservé à la mère ? Je répondrais que, s'il est du devoir de l'accoucheur de conserver l'enfant à sa mère, c'est un devoir non moins impérieux pour lui de conserver la mère à l'enfant.

Aussi dans un cas semblable, après les faits malheureux

____

(1) Duroziez. De l'infl. des mal. du cœur sur la mens. la gros. Paris 1875.

dont j'ai été témoin, il me semble que je n'hésiterai pas à provoquer l'accouchement avant terme, après m'être entouré, bien entendu, de toutes les garanties que la prudence et la gravité de la situation exigent. Il va sans dire que j'emploierais, à cet effet, les moyens les moins irritants, afin de ne pas causer un arrêt de cœur par action réflexe, ainsi qu'il ressort des expériences de MM. B, Sequard et Tarchanoff.

L'hygiène fournit aussi sa part, dans la prophylaxie de la mort subite par myocardite. Il faut, surtout chez les femmes de petite taille et chez celles qui n'ont pas encore atteint leur entier développement, proscrire tout ce qui pourrait serrer l'abdomen ou le thorax, afin de ne pas gêner davantage la circulation centrale, entravée déjà par l'utérus gravide: causes possibles de myocardite. Il serait à désirer, en même temps, si toutefois il m'est permis ici de formuler un souhait, que l'admission des femmes enceintes ne se fit pas seulement à la fin du neuvième mois. Qu'est-ce qui forme, en effet, le principal contingent des maternités? Ce sont les filles mères : les unes rebutées de leur place, par suite de leur état, ou parce qu'elles ne peuvent plus suffire à leur tâche, les autres, obligées de quitter leur famille, pour fuir le déshonneur. Presque toutes, pour gagner de quoi vivre, sont réduites à un travail pénible et souvent peu rénuméré, attendant ainsi, au milieu des privations et des peines de toutes sortes, que les portes de la charité publique leur soient ouvertes. Si l'accès des maternités avaient lieu plutôt, elles éviteraient ces troubles gastriques, ce commencement de misère physique et morale, résultat bien souvent d'une alimentation malsaine et insuffisante et qui n'a pour tout condiment que des chagrins et des pleurs. Et ce sont encore là des causes de myocardite.

Alimenter de bonne heure la nouvelle accouchée, éviter la diète, lui donner une alimentation légère et substantielle, des toniques, des vins généreux et de l'alcool, comme le conseille Stokes, dans le ramollissement du cœur. Laisser la femme dans une atmosphère tranquille, lui faire garder le repos. Moynier, dans son mémoire, conseille un repos par trop prolongé et par trop rigoureux. Il veut que la femme reste couchée dans le décubitus dorsal, qu'elle évite toute fatigue, tout effort, et cela le plus longtemps possible, afin de prévenir une syncope. Dans les cinq faits que j'ai observés : quatre femmes sont mortes couchées et la cinquième, seulement, pendant qu'on l'habillait : elle était cependant restée plusieurs jours assise sur son lit. Néanmoins les conseils donnés par Moynier sont sages, mais il ne faudrait pas les pousser à l'excès, afin d'éviter la congestion pulmonaire que M. Hayem a constatée dans les cas de morts subites après la fièvre typhoïde. Il faudra, en même temps, écarter les personnes peu sympathiques, les conversations ou les nouvelles qui pourraient impressionner trop vivement l'accouchée.

Enfin prendre des mesures pour combattre et surtout pour éviter les épidémies de fièvres puerpérales, les plus terribles et les plus meurtrières de toutes celles qui ont pris droit de cité dans les hôpitaux. A cet effet on a proposé l'isolement, les accouchements en ville. Certes je me garderais bien de blâmer les sentiments profondément généreux et humanitaires qui ont inspiré de tels moyens prophylactiques. Je me demande si on n'arriverait pas aux mêmes résultats par une bonne ventilation, l'enlèvement rapide, ou bien l'écartement de tout ce qui pourrait vicier l'atmosphère et dont les causes sont si nombreuses auprès des accouchées. En faisant des salles de 10 à 15 lits, et surtout, en leur donnant un cubage d'air suffisant. On oublie, trop souvent, que le lit d'une accouchée exige un cubage d'air deux fois plus considérable que celui d'un malade ordinaire, puisqu'il faut, toujours, compter sur la présence de la mère et de l'enfant. Discuter l'hygiène des maternités dont les mauvaises conditions sont causes, si

souvent, de fièvres puerpérales, et par suite de myocardite,
énumérer les avantages et les inconvénients de leur cloisonne-
ment infini, ou de leur suppression, m'entraînerait beaucoup
trop loin et serait une tâche au-dessus de mes forces, J'aban-
donnerai donc, ces questions, aux spécialistes et aux hygié-
nistes, trop heureux si mon faible travail a pu jeter quelques
lumières dans cette question encore tant débattue, des causes
de la mort subite après l'accouchement, et s'il peut être, ainsi,
de quelque utilité à ceux qui étudient cette sorte de mort subite, la plus terrible, la plus impitoyable qui brise, à jamais,
la joie d'une famille et qui met un cercueil à côté d'un ber-
ceau.

CONCLUSIONS.

La mort subite après l'accouchement est due, soit à une hémorrhagie, soit à une thrombose de l'artère pulmonaire, soit à une myocardite. Comme l'hémorrhagie produit surtout une mort plus ou moins rapide, comme, d'une autre côté, la thrombose de l'artère pulmonaire paraît produite par une dégénérescence du myocarde, on peut conclure : *que la mort subite après l'accouchement est presque toujours le résultat d'une myocardite.*

La myocardite puerpérale est engendrée par des troubles fonctionnels antérieurs à l'accouchement, ou par la fièvre puerpérale infectieuse.

Le diagnostic de cette myocardite est parfois très-difficile, surtout si elle coexiste avec la fièvre puerpérale infectieuse, soit qu'elle survienne, alors, comme complication, soit qu'elle ait déjà apparu dans les derniers mois de la grossesse. Cependant lorsque, dans les cours d'une fièvre puerpérale infectieuse et à plus forte raison pendant la gestation, on observera les symptômes suivants : pouls petit, tremblant, dépressible, intermittent et irrégulier; impulsion cardiaque faible, choc de la pointe peu marqué, comme si elle se détachait péniblement de la cage thoracique; bruit de souffle à la base et à la pointe, ou bien un bruit de souffle à la pointe et les autres bruits du cœur plus éclatants; lorsqu'à ces signes se joindront la douleur précordiale, les palpitations, les vertiges et la tendance aux syncopes, l'existence d'une myocardite pourra être considérée comme certaine.

La myocardite, produite pendant la gestation, peut causer la mort subite dans le commencement du premier septénaire qui suit l'accouchement, tandisque, pour celle qui survient dans le cours de la fièvre puerpérale, la mort n'arrive qu'à la

fin du deuxième septénaire, ou mieux pendant la convalescence. Cependant, si, sur une myocardite, résultat de la gestation, vient se greffer la fièvre puerperale infectieuse, la mort
subite peut avoir lieu, alors, dans le cours de cette dernière
maladie.

Le développement de la myocardite puerpérale doit être
empêché, en écartant tout ce qui, chez la femme enceinte,
pourrait entraver et même troubler la digestion, la circulation et la respiration. Chez l'accouchée, en combattant et
surtout en empêchant, dans la mesure du possible, l'arrivée
des accidents puerpéraux. Lorsque la myocardite est reconnue et même soupçonnée, faire usage des toniques et d'une
alimentation légère, mais substantielle. Peut être même lorsqu'elle est parfaitement constatée, pour l'empêcher de s'aggraver encore et provoquer ainsi, pendant les suites de couches, la mort subite, conviendrait-il de pratiquer l'accouchement avant terme.

Il faut, de plus, écarter des accouchées tout ce qui pourrait
leur causer une impression trop vive, et, dans le choix des médicaments destinés à combattre les complications de la grossesse ou de la fièvre puerpérale rejeter, ou donner, avec beaucoup de ménagements, et cela seulement pour quelques-uns,
les médicaments qui pourraient provoquer, d'une façon directe ou indirecte l'arrêt du cœur.

Paris. A. Parent, imprimeur de la Faculté de Médecine, rue M^r-le-Prince. 31.